Claire Okaïs

Epidémiologie de la dengue dans une population pédiatrique au Vietnam

Claire Okaïs

Epidémiologie de la dengue dans une population pédiatrique au Vietnam

Evaluation des différences entre sérotypes, des tableaux associés à la sévérité et des facteurs de risque de sévérité

Presses Académiques Francophones

Impressum / Mentions légales

Bibliografische Information der Deutschen Nationalbibliothek: Die Deutsche Nationalbibliothek verzeichnet diese Publikation in der Deutschen Nationalbibliografie; detaillierte bibliografische Daten sind im Internet über http://dnb.d-nb.de abrufbar.

Information bibliographique publiée par la Deutsche Nationalbibliothek: La Deutsche Nationalbibliothek inscrit cette publication à la Deutsche Nationalbibliografie; des données bibliographiques détaillées sont disponibles sur internet à l'adresse http://dnb.d-nb.de.

Coverbild / Photo de couverture: www.ingimage.com

Verlag / Editeur:
Presses Académiques Francophones
ist ein Imprint der / est une marque déposée de
OmniScriptum GmbH & Co. KG
Heinrich-Böcking-Str. 6-8, 66121 Saarbrücken, Deutschland / Allemagne
Email: info@presses-academiques.com

Herstellung: siehe letzte Seite /
Impression: voir la dernière page
ISBN: 978-3-8381-4945-5

Zugl. / Agréé par: Diplôme d'Etudes Spécalisées de Pharmacie Industrielle et Biomédicale, Université Claude Bernard Lyon 1, 2009

TABLE DES MATIERES

ABBREVIATIONS

ARN	Acide RiboNucléique
AUC	Area Under the Curve
CDC	Centers for Disease Control
CRF	Case Report Form
ddl	degré de liberté
ELISA	Enzyme-Linked ImmunoSorbent Assay
HLA	Human Leukocyte Antigen
IC	Intervalle de Confiance
Ig	Immunoglobuline
IMC	Indice de Masse Corporelle
IFN	Interféron
MAC ELISA	IgM Antibody Capture Enzyme-Linked ImmunoSorbent Assay
OMS	Organisation Mondiale de la Santé
OR	Odds Ratio
PCR	Polymerase Chain Reaction
PDVI	Pediatric Dengue Vaccine Initiative
ROC	Receiver Operating Characteristic
RT-PCR	Reverse Transcriptase Polymerase Chain Reaction
TNF	Tumor Necrosis Factor
VEJ	Vaccination contre l'Encéphalite Japonaise

Introduction

La dengue est une maladie tropicale transmise par un moustique. Elle peut être à l'origine d'une simple fièvre ou conduire à la mort par choc. Au cours du XIXème siècle, la dengue était considérée comme une maladie sporadique qui provoquait des épidémies peu propagées géographiquement et espacées dans le temps, les mouvements humains étant limités dans l'espace à cette époque. Aujourd'hui, la dengue est la plus importante et la plus répandue des arboviroses humaines. Au cours des cinquante dernières années, l'incidence de cette infection a été multipliée par 30. L'OMS estime que 2,5 milliards de personnes vivant dans une centaine de pays endémiques sont à risque de contracter le virus de la dengue. Le nombre de cas de fièvre de dengue dans le monde est estimé à 50 à 100 millions par an, dont 500 000 cas de fièvre hémorragique et 22 000 décès survenant essentiellement chez les enfants. Elle sévit dans les régions tropicales et subtropicales de la planète avec une prédilection pour les zones urbaines et semi-urbaines. La forme hémorragique, complication potentiellement mortelle, a été reconnue pour la première fois dans les années 50 au cours d'épidémies aux Philippines et en Thaïlande, mais elle est retrouvée aujourd'hui dans la plupart des pays d'Asie et, dans plusieurs d'entre eux, elle constitue désormais une cause importante d'hospitalisation et de mortalité pour les enfants. Plus de 70% de la charge de morbidité est ainsi recensée en Asie du Sud-Est et dans le Pacifique occidental. La propagation de la dengue est attribuée à l'extension de l'aire de distribution géographique des quatre types de virus et de leurs moustiques vecteurs, dont le plus important est *Aedes aegypti*, espèce à prédominance urbaine. La croissance rapide des populations urbaines de moustiques amène au contact du vecteur un nombre toujours plus grand de personnes, notamment dans des zones favorables à la prolifération de ces insectes. La croissance démographique, l'urbanisation non contrôlée, les catastrophes naturelles et la paupérisation sont en cause, et cette maladie a un impact économique important pour certains pays. La dengue est donc devenue un réel problème de santé publique à travers le monde. [1]

Il n'existe aujourd'hui ni traitement spécifique ni vaccin pour combattre cette maladie, mais de nombreuses études multidisciplinaires sont en cours. Les seuls moyens de lutte existants sont le contrôle des moustiques vecteurs dans les zones concernées et la protection individuelle contre les piqûres de moustiques. Les organismes internationaux et nationaux mettent en place des programmes dont les principales priorités sont d'intensifier la prévention et le contrôle de cette maladie, de consolider sa surveillance épidémiologique dans le monde et ce afin de mieux recenser les cas en tenant compte de la notion de sévérité, de promouvoir les recherches en cours sur la pathogénie de la dengue et sur le développement thérapeutique, et surtout d'accélérer la recherche d'un vaccin afin de lutter plus efficacement contre ce fléau. Il n'existe pas encore de vaccin homologué contre la dengue. Si la mise au point d'un vaccin contre la forme bénigne ou grave progresse, elle reste très complexe: [2]

- Le vaccin doit avoir un effet protecteur contre les quatre virus qui peuvent provoquer la maladie.
- Notre connaissance de la pathologie de la maladie et de sa réponse immunitaire est encore limitée.

- Enfin, il manque des modèles animaux nécessaires aux tests de laboratoire.

En dépit de ces difficultés, plusieurs candidats sont parvenus au stade de l'évaluation clinique avancée dans des pays d'endémie et plusieurs autres candidats en sont aux premières phases de leur développement. L'OMS contribue au développement et à l'évaluation de vaccins contre la dengue en apportant son expertise technique aux pays et partenaires privés de la recherche.

Sanofi Pasteur développe un vaccin tétravalent contre la dengue destiné aux pays endémiques. Ce vaccin sera le premier à cibler l'ensemble des populations vivant dans les pays où la dengue est endémique ou qui font face à des épidémies. Parallèlement aux études de tolérance et d'immunogénicité du candidat vaccin, des études épidémiologiques sont essentielles pour l'identification et la préparation des sites d'étude de phase IIb et III. Sanofi Pasteur a identifié le Vietnam comme un des lieux potentiels pour un futur essai d'efficacité vaccinale et initié le « projet Vietnam ». Une meilleure compréhension de l'épidémiologie de cette infection dans la région du Vietnam définie par Sanofi Pasteur est nécessaire. Il est en effet facile de comprendre qu'une surveillance virologique continue pour une détection rapide des sérotypes émergents au cours d'une épidémie est nécessaire dans les zones endémiques afin d'anticiper les années à infection de dengue sévère et d'évaluer au mieux l'efficacité des vaccins en voie de développement. De plus, une meilleure connaissance des facteurs de risque démographiques de sévérité et des tableaux cliniques associés à la sévérité permettrait d'améliorer l'efficacité des programmes de contrôle et d'établir des groupes à risque à cibler par la vaccination. Les études épidémiologiques pour l'indentification et la préparation de sites d'études pour les essais sont donc essentielles. Elles sont réalisées parallèlement au développement clinique des vaccins candidats afin d'être prêts lorsque les études de phase IIb / III seront mises en place. EDN03 est une étude épidémiologique de cohorte qui s'inscrit dans ce projet.

Le travail qui suit, s'inscrit dans la démarche d'une meilleure connaissance de la dengue et du développement d'un vaccin contre cette maladie. La première étape a été de faire un état des lieux et de synthétiser les connaissances sur la dengue et son virus à partir de données récentes publiées dans la littérature. Dans un second temps, cette étude a contribué à l'identification des facteurs de risque, aux tableaux cliniques associés à la sévérité, ainsi qu'à une estimation de l'incidence par âge et des différences entre sérotypes à partir d'une population d'enfants de moins de quinze ans hospitalisés au Vietnam.

Chapitre 1 – La dengue,
mise au point à fin 2008

La fièvre de dengue est la plus importante arbovirose humaine. Elle est classée parmi les maladies émergentes du XXIème siècle. Elle doit être abordée dans sa globalité afin d'appréhender au mieux la deuxième partie de ce travail qui a consisté en une analyse détaillée des différences entre sérotypes et en une évaluation des différents tableaux cliniques et biologiques ainsi que des facteurs de risque de sévérité. A partir des connaissances actuelles recensées dans la littérature, les informations concernant les caractéristiques du virus, l'infection et plus particulièrement la sévérité de la maladie, sa prise en charge et les moyens de prévention existants retiendront plus particulièrement notre attention. Nous rappellerons aussi son épidémiologie ainsi que les pistes de recherche développées pour maîtriser ce problème de santé publique.

1. Les virus de la dengue

1.1. Caractéristiques et structure

Le virus de la dengue appartient au genre *Flavivirus*, de la famille des *Flaviviridae*. Cette dernière regroupe autour de soixante dix virus parmi lesquels le virus de la dengue, de la méningo-encéphalite à tiques et de l'encéphalite japonaise sont les plus importants. Certains de ces *Flavivirus* ont des épitopes communs, avec pour conséquence de nombreuses réactions croisées lors de la réalisation des tests sérologiques, ce qui peut gêner l'interprétation des réactions sérologiques. Le virus de la dengue appartient également à un plus grand groupe hétérogène de virus appelé arbovirus (terme venant de "*Arthropod borne virus*"). Il s'agit d'une classification écologique dépendante de vecteurs arthropodes hématophages et impliquant une transmission entre les hôtes vertébrés. [3-5]

Le virus est de petite taille (40 – 50 nm de diamètre), et présente une structure icosaédrique. Son génome contient environ 11 000 paires de bases. C'est un virus à ARN simple brin entouré d'une enveloppe lipidique. Il est constitué de sept protéines non structurales (NS1, 2a, 2b, 3, 4a, 4b et 5), et de trois protéines structurales (nucléocapside ("core protein C"), enveloppe protéique (E) et membrane protéique (M)). L'ordre des protéines encodées est le suivant : 5'-C-prM(M)-E-NS1-NS2A-NS2B-NS3-NS4A-NS4B-NS5-3'. [3]

Le virus de la dengue est divisé en quatre sérotypes nommés DEN-1, DEN-2, DEN-3 et DEN-4. Ils ont entre eux une homologie protéique de 60 à 80%, le sérotype étant déterminé par une glycoprotéine d'enveloppe spécifique. Un individu infecté par l'un des sérotypes est immunisé à vie. Cependant, l'infection par un sérotype n'induit qu'une courte immunité croisée avec les autres sérotypes (quelques mois), ce qui permet d'expliquer qu'une personne vivant en zone endémique pourra être affectée par les quatre sérotypes au cours de sa vie.

Les études de séquençage du génome viral ont révélé une hétérogénéité à l'intérieur d'un même sérotype et une aptitude à la mutation, à la microévolution et à la divergence génétique. Ainsi, des souches du Sud-Est asiatique, américaines et africaines de DEN-2 présentent de sensibles différences qui affectent probablement leur virulence. Chaque sérotype a donc été classifié en génotypes sur la base des séquences du gène E ou de la jonction des gènes E et NS1. En fonction de la région séquencée, le nombre de génotypes par sérotype varie de trois (DEN-4) à cinq (DEN-1 et DEN-2). [4]

1.2. Origine et historique

1.2.1. Les Flavivirus

L'origine, l'évolution et la propagation des *Flavivirus* ont été investiguées par les analyses de séquençage génomique et par le calcul de taux de substitutions de bases des gènes NS5, NS3, E ou de séquences génomiques complètes. Les principaux résultats montrent clairement que les maladies à tiques ou à moustiques constituent deux descendances distinctes et que les virus avec un vecteur inconnu sont également issus d'une lignée particulière. Ces trois lignées ont divergé très tôt dans l'évolution du gène *Flavivirus*. En tenant compte des données phylogénétiques et des propriétés biologiques des différents *Flavivirus*, il a été supposé que le gène *Flavivirus* est issu d'un virus ancestral provenant d'Afrique datant de plus de 10 000 ans. Ces virus ont tous été observés dans l'ancien monde. Ils étaient associés aux moustiques du genre *Aedes* et parfois à des maladies hémorragiques chez les primates. D'autres auteurs supposent qu'une autre divergence sépare les virus associés aux moustiques du genre *Aedes* (dont les infections hémorragiques) et les virus associés à l'origine aux moustiques du genre *Culex* et provoquant des maladies de type encéphalite (ex : certains sérogroupes du virus de l'encéphalite japonaise). Les changements et l'épidémiologie des différents virus sont complexes et spécifiques. Un certain nombre de facteurs affectent leur potentiel à disséminer et coloniser de nouvelles parties du monde, et causent une augmentation de l'incidence de l'infection. Ces facteurs sont complexes et parfois mal expliqués, mais ils sont étroitement associés aux changements sociétaux et démographiques des cinquante dernières années. [5]

1.2.2. Le virus de la dengue

Même si les questions du "où" et "comment" concernant l'évolution du virus de la dengue ne sont pas encore entièrement résolues, certains auteurs pensent que ce virus proviendrait d'un progéniteur introduit en Asie et originaire d'Afrique. L'ancêtre de ce virus est connu comme étant apparu il y a environ 1000 ans. Il a été suggéré qu'un transfert zoonotique du virus de la dengue d'une transmission sylvatique à une transmission humaine serait apparu il y a 125 à 320 ans. D'autres ont fait l'hypothèse que les quatre sérotypes se seraient développés dans les forêts tropicales d'Asie du Sud-Est. DEN-1 a d'abord été isolé durant la seconde guerre mondiale dans le Pacifique par des investigateurs japonais et américains, puis DEN-2 a pu être identifié. DEN-3 et DEN-4 ont ensuite été mis en évidence dans les années 50 durant les épidémies dans les Philippines et en Thaïlande. Depuis, des milliers de virus ont été identifiés, mais aucun nouveau sérotype n'a été documenté. [5]

1.3. Cycle de réplication

Les particules du virus de la dengue s'attachent à des récepteurs cellulaires non identifiés. De plus, ces particules pourraient entrer dans les cellules grâce à un récepteur Fc par opsonisation. Les virions sont ensuite internalisés par endocytose. La libération du génome viral se fait dans le cytoplasme de la cellule hôte après décapsidation. Les protéines de l'enveloppe virale subissent des changements conformationnels induits par l'acidité produite dans la vésicule d'endocytose, ce qui conduit à la fusion et à la libération dans le cytoplasme de la nucléocapside et de l'ARN viral qui servira directement d'ARN messager. La polyprotéine virale formée est issue de passages répétés à travers le réticulum endoplasmique granuleux, fournissant le complexe réplicatif pour d'autres ARN viraux, la synthèse des protéines et l'assemblage des virions naissants. La maturation des virions va ensuite se poursuivre à travers l'appareil de Golgi et le réseau transgolgien. Les virions formés s'accumulent dans le réticulum endoplasmique hautement prolifératif et les vésicules sécrétoires avant d'être libérés hors de la cellule hôte par exocytose. [5]

1.4. Pathogénèse

Le virus de la dengue a un tropisme important pour le système monocyte-macrophage, et probablement pour les cellules endothéliales, du foie, de la moelle osseuse et de la peau. Ils activent très efficacement le système du complément et des cytokines, ainsi que des mécanismes de cytotoxicité qui dépassent parfois leur seul objectif de défense. [4] La compréhension actuelle de la pathogénie de la dengue souligne en particulier le rôle de la réponse immunitaire.

L'hypothèse de l'ADE pour "Antibody Dependent Enhancement" ou "facilitation immunologique" formulée par Halstead demeure la plus en vogue. Elle repose sur la notion d'immunité croisée entre les quatre sérotypes viraux de la dengue. Les patients contractant une infection secondaire avec un sérotype différent de celui de l'infection primaire seraient plus enclins à développer une fièvre hémorragique ou un syndrome de choc que les autres. En effet, les anticorps facilitants induits lors d'une infection primaire seraient capables au cours d'une infection secondaire de reconnaître le nouveau sérotype viral. Les anticorps hétérologues préexistants chez la personne infectée se lieraient alors au virus infectant mais ne le neutraliseraient pas. Ils faciliteraient l'internalisation virale par l'intermédiaire du récepteur FCγ de la membrane cellulaire des leucocytes, et plus particulièrement des macrophages. Ceci favoriserait ainsi la réplication virale et la sécrétion de médiateurs vasoactifs, augmentant ainsi la perméabilité vasculaire, l'hypovolémie, les hémorragies, voire le choc. Donc chez un patient infecté, des anticorps préexistants résulteraient en une charge virale élevée, un temps d'incubation raccourci et une sévérité augmentée de la maladie. Il est supposé que ce phénomène observé *in vitro* surviendrait également *in vivo* lors d'infections secondaires. [6,7] Consécutivement, d'autres mécanismes peuvent intervenir, aggravant davantage la situation : Coagulation IntraVasculaire Disséminée, hémophagocytose, insuffisance hépatique aiguë. [4]

Selon certains auteurs, l'activation des lymphocytes T serait aussi impliquée dans les signes de fuite plasmatique. Une fois le virus internalisé dans les monocytes et macrophages, le complexe virus-anticorps est présenté à la surface cellulaire sous forme de peptides viraux en association aux molécules du système HLA. L'interaction de ces antigènes avec les lymphocytes T mémoire induirait la prolifération et la production de cytokines proinflammatoires telles que le TNFα ou l'IFNγ. Ces cytokines peuvent affecter directement les cellules vasculaires endothéliales, favorisant ainsi les signes de perméabilité vasculaire. Toutefois, les taux de cytokines augmentent également dans d'autres maladies infectieuses sans pour autant augmenter la perméabilité vasculaire. [6]

Cependant, même si l'hypothèse de "facilitation immunologique" est plausible, elle ne permet pas d'expliquer à elle seule les cas sévères d'infection de dengue. Les cas de fièvre hémorragique ne sont pas tous observés lors d'infections secondaires. Par exemple, deux génotypes de DEN-2 ont été identifiés grâce à des études phylogénétiques après une épidémie de dengue 1 au Pérou en 1995 : un génotype du "Sud-Est asiatique" a été identifié comme étant très virulent et un autre "américain" comme ayant causé peu de fièvres hémorragiques. Lors d'une période d'hyperendémicité en 1989 au Sri Lanka, peu de fièvres hémorragiques ont également été observées, et leur nombre a considérablement augmenté par la suite, alors que DEN-3 était majoritairement diagnostiqué lors de ces deux périodes. Le virus à sérotype 3 peut ainsi également provoquer des épidémies moyennes à graves. Ceci suggère donc que les souches virales de chaque sérotype ont un effet pathogène variable, qui peut, entre autre, être expliqué par la variation génétique du virus de la dengue. [7]

Toutefois, la pathogénèse des formes sévères de dengue n'est pas encore complètement élucidée. Tous les cas de fièvre hémorragique ne peuvent pas être mis en évidence par l'hypothèse de "facilitation immunologique" ou par la virulence de la souche. Par exemple, ces deux hypothèses n'étaient pas les seuls facteurs permettant d'expliquer la sévérité des cas de dengue dans une étude menée à Hawaï. Malgré la présence d'une souche de DEN-2 connue pour sa virulence au cours d'une période d'hyperendémicité, aucun cas de fièvre hémorragique n'a pu être détecté. Ceci pourrait être dû à l'existence d'un gène de résistance dans la population hawaïenne. La pathogénèse de la dengue semble donc être multifactorielle et les différents facteurs de risque de

sévérité recensés dans la littérature seront développés ultérieurement.
[7]

2. Transmission

2.1. Le vecteur

Les virus de la dengue sont transmis à l'homme par piqûres de moustiques femelles infectées du genre *Aedes*, sous genre *Stegomyia*. Plusieurs espèces ont été décrites et chacune a une distribution géographique particulière. *Aedes aegypti* est le vecteur principal le plus cosmopolite. Il est issu d'une espèce tropicale et subtropicale cosmopolite retrouvée entre les latitudes 35°N et 35°S (ce qui correspond approximativement à l'isotherme 10°C) à des altitudes peu élevées. [3] *Aedes albopictus*, d'origine asiatique et récemment introduit en Amérique et dans le Pacifique, s'adapte quant à lui à des climats plus froids qu'*Aedes aegypti* et constitue donc une menace pour les pays tempérés. [4,8] D'autres espèces sont connues : *Aedes Scutellaris* (dans le Pacifique), et *Aedes polynesiensis* (…). Cependant, elles sont moins impliquées dans la transmission de la dengue qu'*Aedes aegypti*. [3,8] Contrairement à d'autres espèces, les *Aedes* sont diurnes, piquant l'homme de jour, avec deux pics d'activité (entre deux et trois heures après le lever du jour et dans l'après midi quelques heures avant la nuit). Très habitués à l'homme, ils partagent son habitat et sa proximité immédiate. Ce sont des vecteurs préférentiellement urbains. Le moustique femelle pond essentiellement ses œufs dans des contenants artificiels trouvés dans et autour des habitations humaines, et ce dans tout site pouvant notamment retenir l'eau : eaux stagnantes, réservoirs, citernes, bidons, vieux pneus, carcasses de voitures (…). [4,8]

2.2. Le cycle

La dengue est une maladie strictement humaine (Figure 1). Le cycle de transmission du virus de la dengue par le moustique *Aedes* débute par la piqûre d'une personne infectée (Homme # 1) et l'ingestion de sang humain contaminé. Le moustique n'est alors capable de transmettre le virus par une nouvelle piqûre qu'après une période d'incubation dite extrinsèque de huit à douze jours, ce qui correspond à la durée de réplication virale. En effet, une fois dans le tube digestif du moustique, le virus se déplacera pour se répliquer dans l'intestin moyen, les ovaires, le tissu nerveux, le tissu adipeux puis migrera dans les glandes salivaires de l'insecte. Cette période d'incubation extrinsèque varie selon les températures ambiantes et la souche virale. L'infection par un virus de la dengue d'un moustique n'a aucun effet apparent et pathogénique, ce qui fait que le moustique sera infecté tout au long de sa vie (une à quatre semaines). [3,8] Le moustique transmet alors le virus à une personne susceptible (Homme # 2) lors d'un nouveau repas sanguin par sa salive. Le virus migrera et se répliquera alors chez l'hôte dans les ganglions lymphoïdes, le foie, la rate et le thymus avant de se déplacer dans le sang. Les premiers symptômes (fièvre et signes cliniques non spécifiques) apparaissent trois à quatorze jours (moyenne de quatre à sept jours) après contamination, ce qui correspond à la période d'incubation intrinsèque. La virémie commence légèrement avant le début des symptômes et dure en moyenne de quatre à huit jours. [3,8] La femelle infectée peut également transmettre le virus à la génération suivante par voie transovarienne, mais l'importance de cette voie dans le maintien de la transmission n'a pas encore été bien déterminée. [3,8]

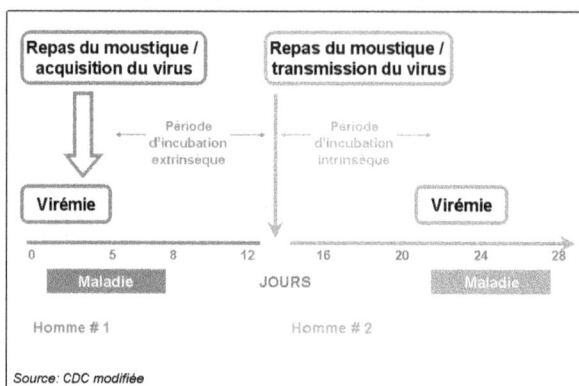

Figure 1 : Cycle de transmission du virus de la dengue

3. Manifestations cliniques et biologiques

Le spectre clinique de la dengue est assez vaste, pouvant aller d'une simple fièvre à un syndrome de choc. Les différentes formes cliniques des infections de dengue sont résumées dans la figure ci-après (Figure 2).

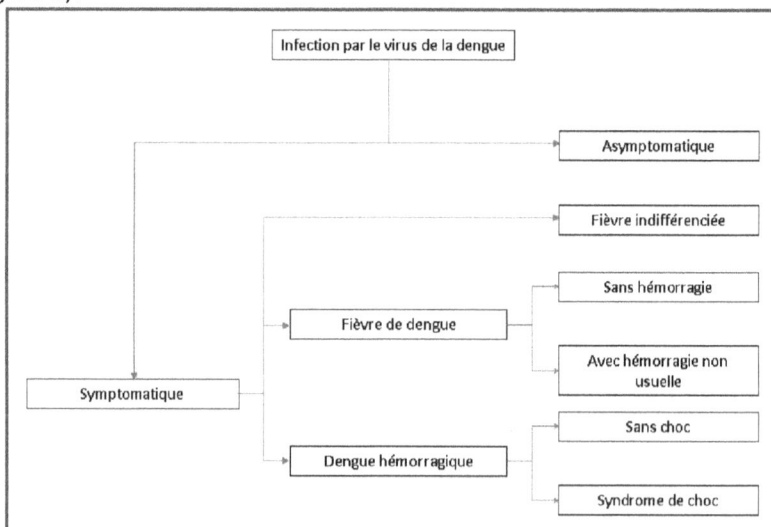

Figure 2. *Spectre clinique de l'infection de dengue*

3.1. La forme fruste

La plupart des fièvres de dengue sont inapparentes ou se traduisent par une fièvre brève sans caractère distinctif ni gravité. Cette fièvre indifférenciée associée à un rash maculo-papulaire est la présentation la plus habituelle chez le nourrisson et le jeune enfant. [4]

3.2. La forme commune ou fièvre de dengue classique

L'incubation est brève (quatre à sept jours). La fièvre de dengue se caractérise par une fièvre d'apparition brutale souvent associée à des maux de tête, une douleur rétro-orbitale, des myalgies et arthralgies, rash, nausées et vomissements. Dans certaines épidémies, elle peut être associée à des complications hémorragiques de type épistaxis, gingivorragies, saignements gastro-intestinaux, hématuries et ménorragies. [3] Un prurit et une altération du goût avec anorexie majeure sont fréquemment rapportés par les patients. Le reste de l'examen clinique peut parfois montrer une pharyngite, un méningisme, une léthargie, ou une bradycardie relative. [4] Les principales anomalies biologiques sont : une neutropénie et une lymphopénie (< 1,5 G/L), une thrombocytopénie, une lymphocytose hyperbasophile et une modification de l'hématocrite. [4] Une fatigue prolongée et des signes de dépression sont parfois notés après guérison. Le taux de cas fatal de cette forme est inférieur à 1%. [3]

3.3. Les formes graves : fièvre de dengue hémorragique et syndrome de choc

L'OMS définit les formes graves de la dengue comme une fièvre hémorragique qui résulte de l'association d'une fièvre, de tendances hémorragiques, d'une thrombocytopénie ≤ 100.10³ / mm³, et de signes d'augmentation de la perméabilité vasculaire. Cette définition est standardisée et est une référence utilisée internationalement. Chacun de ces critères est détaillé dans le Tableau I ci-dessous.

Critères OMS	Signes associés
Fièvre	Durée de 2 à 7 jours, parfois biphasique.
Tendances hémorragiques	• Test du Tourniquet positif.[1] • Pétéchies, ecchymoses ou purpura. • Saignement des muqueuses (le plus souvent épistaxis ou gingivorragies), du tractus gastro-intestinal, des sites d'injection ou autre. • Hématémèse ou méléna.
Thrombocytopénie	≤ 100 (10³/mm³).
Signes de fuite plasmatique	• Augmentation du taux d'hématocrite supérieur ou égale à 20% à la moyenne du taux d'hématocrite pour l'âge et le sexe dans une population donnée. • Diminution du taux d'hématocrite, après un traitement par remplissage vasculaire, égale ou supérieure à 20% de la valeur de référence. • Signes de fuite plasmatique tels qu'un épanchement pleural, une ascite et une hypoprotéinémie (démontrée par une hypoalbuminémie).

1. Le test du tourniquet consiste à l'aide d'un brassard à tension à maintenir pendant 5 minutes une pression équivalente à la pression moyenne du patient (Pression artérielle systolique \ pression artérielle disatolique/2) et de noter l'apparition ou non après ablation du brassard de lésions pétéchiales ; le test est considéré comme positif si l'on observe au moins 10 pétéchies par 2,5 cm² de surface cutanée. Ce test peut être négatif en cas de choc mais se positive généralement après la correction de celui-ci.

Tableau I. Définition de la dengue hémorragique, OMS, 1997 [3]

De plus, certaines fièvres hémorragiques peuvent se compliquer d'un syndrome de choc. L'OMS les décrit comme suit, tous les critères d'une fièvre hémorragique devant être présents et associés à une insuffisance circulatoire : [3]

• Manifestée par :

- Un pouls rapide et filant.
- Une faible pression sanguine (< 20 mmHg (2.7 kPa)).

- Ou manifestée par :
  - Une hypotension définie selon l'âge comme une pression systolique < 80 mmHg pour les patients âgés de moins de 5 ans ou < 90 mmHg pour ceux âgés de plus de 5 ans.
  - Une peau moite et froide et une agitation.

La durée du choc est courte : les patients décèdent en 12 à 24 heures ou guérissent rapidement après une prise en charge adaptée. [3]

3.4. Manifestations inhabituelles

Des manifestations inhabituelles de fièvre de dengue grave non hémorragique ont également été décrites. Elles incluent des manifestations du système nerveux central (convulsions, spasticité, troubles de la conscience), des troubles métaboliques et électrolytiques, des cas d'encéphalopathie, d'insuffisance hépatique, d'insuffisance rénale aiguë, d'urémie hémolytique, de myocardite et de rupture spontanée de la rate. [3,4,9]

3.5. Limites de la définition OMS

Les définitions OMS de fièvre hémorragique et syndrome de choc sont remises en question dans la littérature. En effet, l'association des quatre critères définissant la fièvre hémorragique n'est pas systématiquement observée et des cas sévères de dengue ne sont alors pas diagnostiqués. [10] Par exemple, dans l'étude conduite par Balmaseda et son équipe au Nicaragua, 20/33 (61%) nourrissons,

194/283 (69%) enfants et 20/26 (77%) adultes avec un choc n'étaient pas diagnostiqués comme ayant syndrome de choc avec la définition OMS et plus de la moitié des cas d'enfants avec une hémorragie interne, un choc ou une thrombocytopénie sévère n'étaient pas considérés comme des cas graves. [11] Dans une autre étude menée au Vietnam, les hémorragies et les thrombocytopénies étaient aussi fréquentes dans le groupe d'enfants avec une simple fièvre de dengue que dans le groupe avec une fièvre hémorragique. De plus, sur les 310 enfants avec un choc et une dengue confirmée, 57 (18%) ne présentaient pas les quatre critères de fièvre hémorragique. [12] Des cas d'hémorragies sévères non accompagnés d'une augmentation de la perméabilité vasculaire ont aussi été décrits en Inde et en Chine. [13] Dans une revue de la littérature de Bandyopadhyay concernant les difficultés de l'utilisation des définitions de l'OMS, parmi les cas observés de fièvre hémorragique, 8,6 à 96% avaient une thrombocytopénie, 6 à 95% des signes de fuite plasmatique et 22 à 93% des tendances hémorragiques. La faible sensibilité de la classification "dengue hémorragique" pourrait être due à la difficulté de répéter les tests ou examens cliniques au moment le plus approprié, à la mise en route rapide du traitement de remplissage vasculaire, et au manque de ressources adaptées dans les régions épidémiques. [13] De plus, malgré une bonne spécificité, la sensibilité du test du Tourniquet varie selon les études de 0% à 57%. Certains auteurs ont montré que la positivité de ce test se retrouvait dans des proportions similaires dans les groupes fièvre de dengue et fièvre hémorragique ; par exemple, dans une étude menée chez des enfants à Bangkok, 88% des cas de syndrome de choc OMS, 94% des cas de fièvre hémorragique et 90% des cas de simple fièvre de dengue avaient un Tourniquet positif. [13] L'intérêt du test du Tourniquet est donc ici remis en question, du fait que ce dernier ne permet pas de différencier les cas sévères des non sévères.

3.6. Tableaux cliniques et biologiques associés à la sévérité

Afin de décrire les caractéristiques cliniques et épidémiologiques de la dengue et de ses formes sévères, différentes études ont été mises en place. En effet, la fièvre de dengue hémorragique débute comme une fièvre de dengue classique mais l'état général s'altère brutalement alors que la fièvre baisse. Une étude a ainsi été menée entre 2003 et 2004 en Thaïlande par Kittigul et son équipe chez des adultes et des enfants hospitalisés. Parmi les cas de fièvre hémorragique, pétéchies, méléna, maux de tête, douleurs rétro-orbitales, myalgies et vomissements étaient plus souvent observés chez les adultes (p < 0,05) alors que les enfants souffraient davantage d'épistaxis, d'oligurie et d'une hépatomégalie (p < 0,05). [14] De même, les symptômes les plus fréquents chez des enfants hospitalisés pour une fièvre hémorragique en Indonésie étaient les pétéchies (29,7%), l'épistaxis (39,1%), une hépatomégalie (46,9%), les douleurs épigastriques (61,7%) et les vomissements (55,5%). 4 enfants avaient présenté une encéphalopathie et 1 une insuffisance hépatique aiguë. [15] Les enfants avec une fièvre hémorragique semblent donc présenter communément une augmentation soudaine de la température associée à d'autres signes non spécifiques tels que le flush facial, une anorexie, des vomissements, des maux de tête, des myalgies et arthralgies, une gêne épigastrique, une douleur abdominale généralisée et une hépatomégalie. Des injections conjonctivales sont parfois observées. [3,4,16-18] D'un point de vue biologique, une étude thaïlandaise a montré que le taux plasmatique des transaminases était plus élevé chez les enfants hospitalisés qui avaient développé une fièvre hémorragique que ceux ayant contracté une simple infection de dengue. [9]

D'autres équipes ont recherché les signes cliniques et biologiques prédictifs de survenue du choc. Par exemple, une étude prospective observationnelle a été menée par Shah et son équipe sur 100 enfants hospitalisés au Bangladesh entre 2000 et 2001. 11% des patients avaient une fièvre de dengue et 89% une fièvre hémorragique ou un syndrome de choc. Selon cette étude, dans le contexte d'une épidémie de dengue, un enfant présentant de la fièvre, des vomissements, des douleurs musculaires et des saignements associés à une hépatomégalie, un faible taux de plaquettes et un taux d'hématocrite élevé pouvait être à même de développer une fièvre hémorragique ou un syndrome de choc. [17] Une étude cas-témoin, mise en place au Vietnam chez des enfants hospitalisés pour une fièvre de dengue de mai à juillet 2005 a conclu que les facteurs associés au choc touchaient des patients d'un âge compris entre 7 et 12 ans et faisaient appel à la notion de réinfection par le virus de la dengue. Les signes prédictifs du choc regroupaient la présence d'une douleur abdominale, d'une hépatomégalie, d'un état léthargique et d'un refroidissement des extrémités. [16]

3.7. Besoin de nouvelles définitions

Ces subtilités et complications cliniques conduisent à des difficultés de diagnostic pour le médecin, et ce particulièrement avec l'application stricte des définitions OMS de sévérité. Face à ces difficultés, il arrive que des cliniciens considèrent comme cas sévères des patients ne présentant pas l'ensemble des critères OMS ou proposent de nouvelles définitions. Ceci rend donc difficile la comparaison des dengues sévères d'une région à l'autre et entre études. Le taux de dengue sévère est également très certainement sous estimé en utilisant ces recommandations OMS. Bien que les cas de fièvre hémorragique représentent une faible proportion des cas de dengue, c'est la seule forme sévère qui a été clairement définie et standardisée. Ceci démontre ainsi l'importance de développer des définitions de sévérité standardisées utilisables d'un pays à l'autre, et ce dans le but d'améliorer la surveillance épidémiologique de cette maladie ainsi que d'améliorer sa prise en charge. [11] Ces nouvelles classifications pourront également être utilisées pour évaluer l'impact du vaccin sur la morbidité et la mortalité de cette maladie. L'élaboration de définition d'un cas sévère de dengue a d'ailleurs fait l'objet d'une initiative de l'OMS pour la révision de la définition des cas.

4. Facteurs de risque

Les cas sévères de dengue sont la conséquence d'un mécanisme très complexe où le virus, l'hôte et la réponse immunitaire de l'hôte interagissent. Une hypothèse concernant le développement des épidémies de fièvres hémorragiques a été publiée en 1987 en tenant compte de l'expérience cubaine : l'intersection de trois groupes de facteurs de risque détermine la survenue de telles épidémies. (Figure 3) Une haute densité vectorielle, une circulation importante du virus et une population à risque sont nécessaires pour avoir un nombre important d'infections sévères. En général, les facteurs épidémiologiques et viraux sont les déterminants des épidémies alors que les facteurs individuels rendent la maladie plus fréquente dans certains groupes. [19]

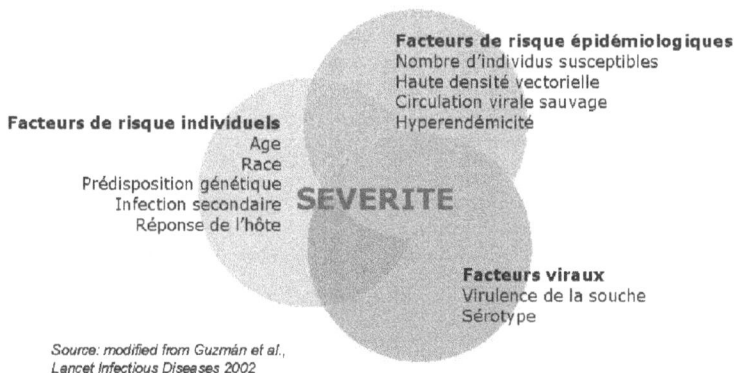

Figure 3. Facteurs de risque pour une dengue sévère

Facteurs de risque épidémiologiques
Nombre d'individus susceptibles
Haute densité vectorielle
Circulation virale sauvage
Hyperendémicité

Facteurs de risque individuels
Age
Race
Prédisposition génétique
Infection secondaire
Réponse de l'hôte

SEVERITE

Facteurs viraux
Virulence de la souche
Sérotype

*Source: modified from Guzmán et al.,
Lancet Infectious Diseases 2002*

4.1. Facteurs de risque épidémiologiques

Il est évident que les changements dans l'épidémiologie de la dengue et l'émergence d'épidémies de dengue sont associés aux changements démographiques, climatiques, économiques, comportementaux et à l'évolution des sociétés des cinquante dernières années. En général, ces facteurs augmentent le contact entre le vecteur et l'hôte et favorisent donc un accroissement de la transmission du virus de la dengue. Tous ces facteurs sont à prendre en compte pour contrôler la maladie de manière efficace et soutenir des programmes de santé publique avec succès. [20,21]

4.1.1. Facteurs démographiques et comportementaux

La croissance globale sans précédent de la population qui a suivi la fin de la seconde guerre mondiale, particulièrement dans les pays en développement, a conduit à beaucoup d'autres changements démographiques ou relatifs à la société. Ces derniers ont influencé les dynamiques de transmission des arboviroses, à savoir : l'urbanisation, la déforestation, la construction de barrages et de nouveaux systèmes d'irrigation, le développement de logements modestes, de systèmes d'égouts, de gestion des déchets et de systèmes d'approvisionnement en eau pas toujours adaptés. De même, les infections multiples au sein d'un même foyer, les familles nombreuses et les lieux dans lesquels la densité humaine est importante (écoles, églises, établissements commerciaux, hôpitaux, prisons...) accélèrent la dissémination de l'infection dans la communauté. [20,22]

Les moyens de transport modernes ont également eu une influence majeure sur la distribution et la dynamique de transmission des arboviroses. [19,20,22] Par exemple, dix sept ans après le dernier cas recensé, le sérotype 3 a été réintroduit en Amérique Centrale. Trois modes de transport du vecteur ont contribué à la dissémination du vecteur et/ou de la dengue :
- Eau : *Aedes aegypti* a probablement été introduit d'Afrique en Asie et dans les Amériques par bateau.
- Terre : le développement du réseau ferroviaire et des autoroutes ont favorisé l'infestation des villes à proximité de ces structures.
- Air : l'avion fournit le moyen idéal pour transporter les pathogènes exotiques et les espèces animales vers de nouvelles zones géographiques à travers le globe et favorise ainsi le mouvement des différents sérotypes, souches et même génotypes du virus de la dengue d'une région à l'autre.

Même si ce mécanisme n'est pas très bien compris, l'augmentation des migrations des virus entre les pays à cause des transports modernes et les transmissions qui en résultent ont participé à l'augmentation du taux d'évolution des virus de la dengue, et du nombre de sous types de virus avec un potentiel épidémique élevé. En effet, la grande diversité des virus de la dengue, l'observation de recombinaison homologue et l'existence naturelle de virulence différente entre les souches de virus de la dengue suggèreraient que nous pourrions être exposés à des virus avec un éventail plus étendu de propriétés pathogéniques dans le futur. [20]

Tous ces facteurs ont donc contribué à l'augmentation des populations de moustiques, aux contacts rapprochés entre les humains et les vecteurs moustiques et à la recrudescence d'épidémies de dengue de plus grande ampleur.

4.1.2. Facteurs économiques

La situation épidémiologique est de pire en pire du fait de la détérioration des systèmes de santé et de la faiblesse des programmes de contrôle vectoriel dans la plupart des pays endémiques. En réponse aux épidémies, des moyens financiers limités sont libérés et des méthodes de contrôle d'urgence sont mises en place, plutôt que le développement de programmes complets de lutte anti-vectorielle dans le but de prévenir la transmission épidémique. Cette approche s'est faite particulièrement au détriment du contrôle de la dengue puisque, dans la plupart des pays, la surveillance de la maladie y est passive, généralement liée aux rapports des médecins locaux qui ne prennent pas toujours en compte la dengue dans leurs diagnostics. A travers ce système, une épidémie a souvent atteint son pic ou même l'a dépassé avant d'avoir pu être mise en évidence. [19]

4.1.3. Facteurs climatiques

Les facteurs climatiques influencent aussi l'émergence et la réémergence des maladies infectieuses en augmentant la surface du globe à risque, et en favorisant la reproduction vectorielle. Des températures élevées sont en effet favorables à la transmission de la dengue. Les climatologues estiment par exemple qu'il y aura une augmentation de la température globale de 2°C en 2100. Or, la dengue est l'une des maladies infectieuses la plus sensible au changement climatique. L'OMS a ainsi rapporté qu'une élévation de température de 1 à 2°C pourrait avoir pour résultat une augmentation du risque pour la population avec 20 000 à 30 000 cas fatals de plus par an. [19] Une équipe a également trouvé que le virus de la dengue pouvait être transmis par *Aedes aegypti* seulement quand la température ambiante était supérieure à 20°C et ne pouvait pas être transmis à 16°C. Cependant, le réchauffement climatique pourrait changer la saison de transmission, et la distribution vectorielle et des foyers de cas de dengue pourraient être observés même dans les zones tempérées telles que l'Amérique du Nord ou l'Europe du fait de l'adaptation d'*Aedes albopictus* dans les climats plus froids. [22] De plus, dans la plupart des pays tropicaux, une association positive entre saison humide ou densité larvaire et incidence de la dengue a été documentée. La saisonnalité de la dengue sera un paramètre à prendre en compte lors de la modélisation des dynamiques de transmission de la dengue pour étudier l'effet du vaccin sur une population globale. [22] Enfin, la susceptibilité des humains aux infections pourrait être liée à la malnutrition du fait du stress climatique sur l'agriculture et aux potentielles altérations du système immunitaire avec l'augmentation du flux des rayons Ultra Violet. [23]

4.2. Facteurs viraux

Comme nous l'avons vu précédemment, la pathogénèse des fièvres hémorragiques est un sujet controversé. Des chercheurs pensent que l'infection secondaire, hypothèse la plus soutenue, est le principal facteur de risque alors que d'autres soutiennent la thèse de la virulence virale. [19] La comparaison des séquences nucléiques des souches à virulence élevée ou moyenne a démontré que les mutations pourraient être un élément important permettant d'expliquer ces phénomènes. Dans une étude menée en 1999 en Thaïlande, les souches de dengue 2 ont été classées en trois sous types en tenant compte de la séquence des acides aminés ; les auteurs ont ainsi supposé que la sévérité clinique dépendait à la fois de la structure moléculaire du virus et de la réponse sérologique des patients. Le sous type I inclurait les souches impliquées pour les syndromes de choc associés à une infection secondaire, le sous type II toucherait les souches provoquant des fièvres hémorragiques suite à une infection secondaire ainsi que les fièvres simples avec infection primaire, et le sous type III serait associé aux fièvres simples associées à des infections primaires ou secondaires. [19]

En plus de l'effet de la souche et de l'infection secondaire, le sérotype et la séquence de sérotypes en cas d'infection secondaire sont à prendre en compte dans la sévérité des infections de dengue. Un certain nombre d'études ont déjà décrit et comparé les manifestations cliniques et biologiques en fonction des sérotypes. Les principaux résultats relevés dans la littérature sont résumés dans le tableau II. La plupart ont trouvé que les infections à sérotype 1 et 3 étaient plus souvent associées aux infections primaires alors que DEN-2 et DEN-4 l'étaient avec les infections secondaires. De même, DEN-2 et DEN-3 étaient corrélés aux infections les plus sévères (fièvres hémorragiques et syndromes de choc) alors que les virus 1 et 4 étaient liés à des infections de gravité moyenne. En effet, une étude, conduite par Balmaseda et son équipe au Nicaragua sur 984 et 313 enfants hospitalisés pour une dengue confirmée à deux périodes différentes où DEN-2 et DEN-1 prédominaient, a montré qu'un plus grand nombre de chocs (OR = 1,91 ; IC 95% = 1,35-2,71) et d'hémorragies internes (OR = 2,05 ; IC 95% = 1,16-3,78) étaient comptés en présence du sérotype 2 alors qu'une augmentation de la perméabilité vasculaire était plus corrélée à la période à sérotype 1 (OR = 2,36 ; IC 95% = 1,80-3,09). En comparaison à DEN-2, la saison à DEN-1 était davantage associée à des infections primaires de dengue (OR = 3,86 ; IC 95% = 2,72-5,48) et à plus d'infections primaires avec des manifestations sévères (OR = 2,93 ; IC 95% = 2,00-4,28). [24] Une autre étude a été mise en place en Thaïlande par Nisalak de 1973 à 1999 sur 4846 enfants avec une dengue virologiquement identifiée. DEN-3 était le sérotype le plus fréquemment rencontré dans les infections primaires (49% des souches isolées), DEN-2 dans les infections secondaires et les fièvres hémorragiques (respectivement 37% et 35%). [25] La virulence de chaque virus, la réponse immunologique, et une augmentation de la pathogénicité des sérotypes ont été impliquées dans l'apparition des fièvres hémorragiques. Ceci a été observé avec DEN-1, DEN-2, et DEN-3 mais pas avec DEN-4. [21] De plus, il a été noté que la cocirculation simultanée ou séquentielle de deux sérotypes dans une zone était plus fréquemment associée à des infections sévères et 90% des cas survenaient chez les enfants de moins de 15 ans. [26]

Au vu de l'ensemble de ces résultats, il est facile de comprendre que chaque sérotype de dengue influence la nature de l'épidémie et la sévérité de la maladie. Afin de mieux expliquer la pathogénèse de ces virus, de développer au long terme une surveillance de la dengue et de comprendre l'épidémiologie de cette maladie, il est nécessaire de caractériser la corrélation entre le sérotype du virus et les manifestations cliniques et biologiques des patients.

Sérotype	Population	Pays	Manifestations cliniques et biologiques, facteurs patients	Commentaires	Facteurs de risque de sévérité
DEN-1	Enfants et adultes	• Nicaragua [24,27] • Philippines [28] • Thaïlande [29] • Indonésie [30]	• Plus de : - Fuites plasmatiques. - Signes hémorragiques moyens. - Signes sévères si cocirculation avec DEN-4. • FDH dans infections primaires et secondaires.	• Plus associés avec infections primaires.	•Nourrissons et enfants âgés de 5 à 9 ans. • Infection secondaire. • Sérotype et génotype.
DEN-2	Enfants et adultes	• Nicaragua [24] • Thaïlande [25,29,31,32] • Colombie [33] • Zones endémiques [34] • Cuba [35,36] • Indonésie [30,37] • Pérou [38] • Martinique [39]	• Plus de : - Chocs. - Cas sévère (hémorragies internes et des muqueuses...). - Durée d'hospitalisation. - Signes de gênes. - DALYs perdus. • FDH dans infections secondaires.	• Plus associés avec infections secondaires. • Sévérité dépendante du génotype : syndromes moyens avec certains génotypes. • Séquence DEN-1 – DEN-2 plus grave.	• Titre viral. • Clairance rapide du virus. • Intervalle entre infections. • Génétique. • Ethnie (Blancs). • Statut nutritionnel.
DEN-3	Enfants et adultes	• Thaïlande [25,29,32] • Nicaragua [8] • Colombie [27] • Brésil [40,41] • Zones endémiques [34] • Indonésie [30,37,42]	• Plus de : - FDH et SDC. - Infections moins sévères si cocirculation avec DEN-2. - DALYs perdus. - Cas fatals (quand DEN-3 prédomine). • FDH dans infections primaires et secondaires.	• Plus associés avec infections primaires. • Sévérité dépendante du génotype.	

DEN-4	Enfants et adultes	• Thaïlande [25,29] • Myanmar [43] • Philippines [28] • Martinique [39]	• Pas associés avec sévères poussées épidémiques de dengue. • Syndromes moyens. • FDH dans infections primaires et secondaires.	• Plus associés avec infections primaires.	

FDH = Fièvre de Dengue Hémorragique ; SDC = Syndrome De Choc ; DALYs = Disability Adjusted Life Years

Tableau II. Résumé des différences entre sérotypes dans la littérature

4.3. Facteurs individuels

4.3.1. Age

Même si toute personne peut développer une fièvre de dengue, cette dernière est connue pour être une maladie de l'enfance et est une cause importante d'hospitalisation pédiatrique en Asie du Sud-Est. En effet, les cas sévères sont essentiellement recensés chez les enfants bien que de tels phénomènes ont aussi été observés chez les adultes. Par exemple, les taux de morbidité de fièvre hémorragique entre 1983 et 1987 en Thaïlande étaient compris entre 198 et 1203 / 100 000 chez les enfants âgés de 5 à 9 ans contre 4,3 à 31,5 / 100 000 chez les adultes de plus de 25 ans. [21,22] D'autres études ont montré que l'incidence des cas de fièvre hémorragique chez les enfants était bimodale avec des pics sévérité à 7 mois et entre 3 et 5 ans. [19] De plus, ces cas sévères semblent être plus fréquents chez les nourrissons qui ont acquis des anticorps maternels et qui ont ensuite fait l'expérience d'une infection de dengue. En effet, l'impact immédiat de la transmission *in utero* d'anticorps maternels serait l'augmentation du risque chez les nourrissons de développer une fièvre hémorragique ou un syndrome de choc, conformément à la théorie des anticorps facilitants de Halstead. [22,44]

4.3.2. Race

La race a également été observée comme facteur de risque. Une étude séroépidémiologique rétrospective menée par Guzman a en effet montré que les noirs et les blancs étaient indifféremment infectés par les virus DEN-1 et DEN-2 durant deux épidémies à Cuba en 1977 et en 1981 alors que les cas sévères touchaient moins fréquemment les noirs que les blancs. Le polymorphisme génétique dans le profil des cytokines et des protéines de la coagulation a été proposé comme facteur protecteur pour les individus d'origine africaine. [21,22] En Asie, deux études ont aussi mis en évidence des différences raciales. Elles ont ainsi montré qu'il existait une augmentation significative de l'incidence des fièvres hémorragiques chez les chinois en comparaison aux hommes malaisiens. Bien qu'aucune de ces hypothèses n'ait été clairement validée, elles soulignent la nécessité d'une meilleure compréhension de la pathogénèse de la dengue. [21]

4.3.3. Prédisposition génétique

Un certain nombre de facteurs génétiques ont aussi été décrits dans la littérature comme facteurs de risque :

- Dans une étude de cohorte menée à Hawaï, le phénotype ABO a été identifié sur 399 patients souffrant de dengue. Dans le groupe infection secondaire, les individus avec le groupe sanguin AB étaient plus à mêmes de développer une fièvre hémorragique qu'une simple fièvre (OR = 0,119 ; IC 95% = 0,04-0,37). [45]

- La pathogénèse de la dengue pourrait, entre autres, être liée à la production de cytokines. Ainsi, dans une étude menée au Venezuela, l'allèle TNF-308A était plus souvent présent chez les patients développant une fièvre hémorragique plutôt qu'une simple fièvre de dengue, ce qui laisse supposer que ces patients étaient génétiquement prédisposés à exprimer des taux plus élevés de TNF-α. Ces résultats montrent donc une éventuelle association entre les taux circulants de TNF-α, la perméabilité vasculaire, et la fièvre hémorragique. [46]

- Une étude menée en Thaïlande a suggéré que les sujets masculins avec une déficience en Glucose 6 Phosphate Déshydrogénase souffraient plus de fièvre hémorragique que les autres. [47]

4.3.4. Sexe

Des données de surveillance et quelques études conduites à l'hôpital ont montré des différences pour les taux d'infection et de sévérité entre hommes et femmes. Trois études indépendantes ont ainsi mis en évidence lors d'épidémies en Inde et à Singapour que les hommes étaient deux fois plus infectés par le virus de la dengue que les femmes (Ratios rapportés à Lucknow et Singapour de 1,9:0 et à Dehli de 1:0,57). Il est toutefois largement reconnu dans les pays asiatiques qu'une plus faible incidence chez les femmes pourrait être un artefact statistique du fait que les cas féminins sont moins rapportés que les cas masculins. La recherche de différences entre les sujets masculins et féminins comme facteur de risque nécessite donc une étude bien ciblée avec un design adapté afin de prendre en compte les éventuels facteurs de confusion. [21]

4.3.5. Infection secondaire

Comme nous l'avons vu précédemment, des études épidémiologiques et sérologiques menées notamment en Thaïlande et à Cuba ont montré que l'infection secondaire était un facteur de risque de sévérité. [19]

4.3.6. Autres

Un certain nombre d'autres facteurs de risque ont été cités dans la littérature :

- Les maladies chroniques telles que l'asthme ou le diabète seraient un facteur de risque. [19]

- Dans une étude menée en Thaïlande, une régression logistique multiple a révélé que l'obésité était associée à la sévérité de l'infection (OR = 3,00 ; IC 95% = 1,20-7,48).

- Une étude menée à Bangkok chez des enfants hospitalisés pour infection de dengue a montré que la malnutrition était un facteur de risque de fièvre hémorragique. [21] Cependant, dans une étude portant sur 245 nourrissons vietnamiens avec une infection primaire, aucune association n'a été notée entre le statut nutritionnel et la sévérité de la maladie ; en effet, les enfants avec un faible poids et une petite taille étaient sous représentés dans le groupe fièvre hémorragique en comparaison aux nourrissons "contrôle". [48]

4.4. Conclusion

Aujourd'hui, les évolutions des caractéristiques de la dengue retiennent particulièrement l'attention des chercheurs. Les différences entre groupes d'âge, la propagation rurale, les déterminants sociaux et biologiques relatifs à la race et au sexe ont une implication majeure pour les systèmes de santé et les stratégies de contrôle. Les facteurs de risque liés au comportement et à l'individu et les indicateurs de sévérité sont encore mal connus, compromettant l'évaluation de l'efficacité des programmes de contrôle et d'efficacité vaccinale. Une détection rapide et une amélioration des prises en charge de cette maladie sont considérées comme facteurs critiques de survie. Des études épidémiologiques supplémentaires avec des objectifs clairs doivent donc être mises en place. [21]

5. Diagnostic

Un diagnostic efficace et précis de la dengue est important pour la détection de tous les cas de dengue qu'ils soient symptomatiques ou asymptomatiques, et ce plus particulièrement dans le cadre d'études d'efficacité vaccinale. La confirmation d'un cas de dengue repose sur un diagnostic biologique sérologique, virologique, moléculaire ou la détection d'antigènes viraux. A l'heure actuelle, les trois méthodes diagnostiques les plus développées par les laboratoires sont l'isolement et l'identification virale, la détection génomique du virus par des techniques moléculaires et la sérologie par des techniques ELISA. La sérologie est aujourd'hui la plus largement utilisée pour un diagnostic de dengue en routine. [49]

5.1. Cinétique des anticorps et de la virémie lors d'une infection de dengue

Avant d'aborder les différentes méthodes de diagnostic existantes, il est important de bien comprendre la cinétique des anticorps et de la virémie d'une infection de dengue. En effet, chez les personnes jamais infectées ou vaccinées contre un *Flavivirus*, une infection primaire de dengue est caractérisée par une faible et lente réponse immunologique en anticorps IgG. Les IgM sont les premières à apparaître avec un pic à deux semaines environ après le début des symptômes suivies par les IgG à la fin de la première semaine. L'infection primaire est caractérisée par une fraction importante d'IgM et faible d'IgG. Dans le cas des infections secondaires, le titre en anticorps augmente rapidement. Des concentrations importantes en IgG sont détectables même à la phase aiguë et augmentent de manière considérable dans les deux semaines qui suivent. La cinétique des IgM est quant à elle plus variée. L'infection secondaire est caractérisée par une fraction importante d'IgG et faible d'IgM. [3,50] La virémie du virus de la dengue est courte, souvent observée deux à trois jours après le début de la fièvre et se termine dans les quatre à cinq jours qui suivent. Il est donc nécessaire que les échantillons pour l'identification virale soient prélevés dans les quatre à cinq premiers jours d'apparition de la maladie. [3,50]

5.2. Diagnostic sérologique

Cinq techniques sérologiques ont été utilisées pour diagnostiquer une infection de dengue : test d'Hémagglutination – Inhibition (HI), test de Fixation du Complément (CF), Test de Neutralisation (TN), MAC-ELISA, IgG ELISA. Les principaux avantages et inconvénients de chaque méthode sont résumés dans le tableau III. Les facteurs limitants majeurs de ces techniques sont les réactions croisées entre sérotypes (rendant impossible l'identification du sérotype) et avec les autres *Flavivirus* (fièvre jaune, virus de l'encéphalite japonaise, virus de l'encéphalite de Saint Louis), et un diagnostic tardif du fait que les anticorps sont le mieux détectés cinq jours après la déclaration de la maladie. [49]

Méthode de diagnostic	Avantages	Inconvénients	Commentaires
HI	• Bonne sensibilité. • Facilité d'exécution. • Anticorps détectés pendant plusieurs années. • Intéressant pour les études séroépidémiologiques. • Différenciation infections primaires et secondaires.	• Manque de spécificité. • Nécessité d'échantillons en double.	Longtemps utilisée comme méthode de référence.
CF	Très spécifique pour les infections primaires.	• Difficultés de mise en œuvre. • Anticorps détectés postérieurement à HI : utilité limitée pour études séroépidémiologiques.	
NT	• Méthode la plus sensible et spécifique. • Détection durant une longue période. • Identification de tous les cas. • Identification virale lors des infections primaires. • Intéressant pour les études séroépidémiologiques.	• Coût élevé. • Temps important de mise en œuvre. • Difficultés techniques.	
MAC-ELISA	• Bonne sensibilité. • Bon outil pour la surveillance de la dengue, formes sévères et de la propagation de la maladie lors d'épidémies. • Kits commercialisés.	Spécificité moyenne.	Méthodes les plus utilisées.
IgG-ELISA	• Bonne sensibilité. • Simplicité d'exécution. • Différenciation infections primaires et secondaires. • Utile pour études séroépidémiologiques.	Spécificité moyenne.	

Tableau III. Techniques sérologiques existantes pour le diagnostic de la dengue

5.3. Isolation virale

Elle est considérée comme le "gold standard" pour le diagnostic des cas d'infections de dengue. Le sérum est dans ce cas l'échantillon de choix pour un diagnostic de routine, bien que le virus puisse aussi être identifié sur des prélèvements du type plasma, leucocytes ou tissus. [50] Quatre méthodes différentes ont été utilisées : inoculation intracérébrale de jeunes souris, inoculation dans des cultures cellulaires de mammifères, inoculation intrathoracique de moustiques adultes et inoculation de cultures cellulaires de moustiques. [49] Après mise en culture, le virus est généralement identifié par des techniques d'immunofluorescence utilisant des anticorps monoclonaux sérotype spécifique anti-dengue. [50] La limite principale de ces techniques est qu'il faut attendre deux semaines pour avoir accès aux premiers résultats. Les principaux avantages et inconvénients de chacune des méthodes sont résumés dans le tableau IV. [49]

Technique d'inoculation	Avantages	Inconvénients
Intracérébrale		• Coût élevé. • Temps de réalisation long. • Sensibilité faible.
Cultures cellulaires de mammifères		• Coût élevé. • Temps de réalisation long. • Sensibilité faible. • Nécessité de plusieurs repiquages pour l'induction de l'effet cytopathogène.
Intrathoracique	La plus sensible.	• La moins utilisée. • Technique laborieuse. • Précautions à prendre pour que le manipulateur ne se fasse pas contaminer.
Cultures cellulaires de moustiques	• Bonne sensibilité. • Méthode rapide, facile, économique. • Possibilité de maintenir la culture sans changer de milieu autour de 14 jours. • Méthode la plus utilisée.	

Tableau IV. Techniques d'isolation virale existantes pour le diagnostic de la dengue

5.4. Détection moléculaire

La méthode la plus utilisée pour l'identification de l'ARN viral est la technique de RT-PCR. Elle peut être réalisée à partir de différents échantillons d'origine humaine (sérum, biopsies ou autopsies...) ou animale (moustiques). C'est une technique simple, sensible permettant une détection rapide et la quantification de l'ARN. Elle est capable d'identifier le sérotype et de déterminer l'étiologie d'un cas fatal. [49,50] Elle permet la détection virale jusqu'au dixième jour après le début des symptômes quand les cultures virales échouent à cause de la présence d'anticorps anti-dengue. Les résultats sont obtenus en 24 heures. [49] L'une des principales applications de la PCR est l'étude de la variabilité génétique des souches dans le but d'identifier l'origine des épidémies et les marqueurs de virulence. [50] Les techniques moléculaires sont des méthodes plus sensibles que les méthodes d'isolation virale, mais elles sont à pratiquer avec beaucoup de précautions du fait des risques de dégradation de l'ARN. [51]

5.5. Détection d'antigènes viraux de type NS1

Cette technique consiste en la détection de la glycoprotéine virale NS1 dans le plasma ou le sérum humain. Cette dernière est détectable dès les premiers symptômes cliniques lors de la phase aiguë et les résultats peuvent être obtenus en 24 heures. Un test ELISA est disponible sur le marché, commercialisé par Biorad, Platelia™ Dengue NS1 Ag. D'après certaines études, cette technique donnerait de bons résultats en termes de spécificité et de sensibilité (respectivement 100% et 91%), meilleurs que les autres méthodes décrites précédemment. Moins de réactions croisées seraient également observées. A l'avenir, la méthode ELISA, réalisée sur les IgG NS1 spécifiques du sérotype, permettrait de distinguer les sérotypes viraux de la dengue et pourrait être effectuée de façon automatique. [52]

6. Traitement

La prise en charge médicale des infections de dengue est symptomatique, puisqu'il n'existe pas de médicament spécifique efficace contre le virus.

6.1. Forme classique

Elle ne requiert pas nécessairement l'hospitalisation. Une surveillance clinique et biologique simple est toutefois nécessaire, surtout autour de la période de défervescence. Un traitement symptomatique avec une hydratation orale, des analgésiques et des antipyrétiques peut également être mis en place. Le paracétamol est à préférer à l'aspirine ou à tout autre anti-inflammatoire afin d'éviter tout risque de syndrome de Reye ou d'hémorragie. Une thrombocytopénie, même marquée, ne semble pas constituer une indication à la transfusion de plaquettes en raison de sa rapide réversibilité. [53,54]

6.2. Formes graves

Les malades doivent être hospitalisés à la moindre suspicion de gravité. Le pronostic de ces formes dépend essentiellement du diagnostic rapide du choc et de la rapidité de mise en place du traitement adapté notamment en fonction du taux d'hématocrite. [3]

6.2.1. Fièvre hémorragique

La réhydratation se fait par voie orale quand cela est possible, et une solution riche en électrolytes ou les jus de fruits sont préférés à l'eau pure. Dans le cas de déshydratations isotoniques, du glucose 5% ou une solution saline isotonique peuvent être utilisés. Les solutions contenant des bicarbonates doivent être réservées aux déshydratations dues aux diarrhées. Il faut toutefois être vigilant aux risques d'hyperhydratation dus à un remplissage vasculaire excessif. [3]

Les transfusions prophylactiques de concentrés plaquettaires ne sont pas indiquées et peuvent être dangereuses. Un retour à la normale du taux de plaquettes est observé au cours de la deuxième semaine. Les transfusions doivent être utilisées avec beaucoup de précautions du fait du risque d'un remplissage vasculaire inadapté. La prescription des concentrés plaquettaires, du plasma frais ou d'un autre produit sanguin doit être guidée par le taux de plaquettes et le profil de coagulation du patient. [54]

6.2.2. Syndrome de choc

Le choc est une urgence médicale pour laquelle un remplissage vasculaire immédiat est nécessaire. L'OMS recommande un remplissage vasculaire immédiat par une solution de glucose 5% ou de Ringer lactate ou acétate dilués dans une solution saline physiologique. Du plasma ou des solutions de colloïdes peuvent également être utilisés si le choc persiste. [3] Toutefois, deux essais cliniques randomisés ont récemment montré que les solutions de Ringer lactate étaient les moins efficaces et que les cas les plus sévères devraient bénéficier d'une solution de colloïdes plutôt que de cristalloïdes. Ces résultats restent à confirmer dans des études avec des effectifs plus importants. Pour cela, une observation régulière des signes vitaux, du statut mental et du volume urinaire associée à des dosages fréquents des taux d'hématocrite sont essentiels pour évaluer la réponse au traitement et pour la poursuite du remplissage vasculaire. [54]

L'oxygénothérapie est également souvent utilisée. Des sédatifs peuvent être prescrits en cas d'agitation. Les troubles métaboliques et électrolytiques sont communs et doivent être corrigés si nécessaire. Les rares patients pour lesquels le traitement échoue font l'objet d'une surveillance intensive et leur prise en charge est complexe et difficile. [3]

7. Prévention et contrôle

Actuellement le seul moyen de prévenir les infections de dengue est de contrôler le moustique vecteur qui transmet le virus. Le contrôle et la prévention des cas de dengue reposent sur la maîtrise vectorielle, la mise en place de bons systèmes de surveillance et le développement de vaccins adaptés. La seule méthode réellement efficace est la réduction à la source, c'est-à-dire l'élimination ou le contrôle des habitats larvaires où les moustiques pondent leurs œufs. Une prévention pertinente et soutenue des épidémies de dengue doit inclure une participation active de la communauté, des campagnes publicitaires de prévention sont parfois mises en place pour éviter la création de gîtes larvaires autour des habitations.

7.1. Surveillance

L'objectif des programmes de surveillance des infections de dengue repose sur la mise en évidence rapide des déclarations des premiers cas qui vont permettre la mise en œuvre de mesures de contrôle adaptées. La surveillance est indiquée dans les zones endémiques, à des endroits où *Aedes aegypti* est connu pour être présent. Elle repose notamment sur la mise en place de sentinelles dans les zones à risque, la notification des cas sévères aux autorités de santé, le suivi de l'évolution génétique des souches virales et des changements de distribution géographique de densité vectorielle, et l'évaluation des programmes de contrôle. Ceci implique donc la mise en œuvre d'investigations épidémiologiques et entomologiques. [3,55]

7.2. Le contrôle vectoriel

Sachant qu'aucun vaccin contre la dengue n'est encore disponible sur le marché, le seul moyen efficient de lutte est le contrôle vectoriel. Aux mesures de protection personnelle, s'ajoutent des actions vigoureuses et bien encadrées dont l'objectif est d'éliminer les moustiques infectés et de casser le cycle de transmission en réduisant la population vectorielle à des taux très bas. Il est pour cela nécessaire d'éradiquer les gîtes larvaires, en procédant à l'enlèvement des contenants ou en traitant les contenus. [3,56]

Les principales méthodes de contrôle des *Aedes* sont :

- <u>Mesures sanitaires environnementales</u> : elles consistent en l'amélioration des systèmes de stockage de l'eau potable, de la prise en charge des déchets solides, et de la modification des habitats larvaires créés par l'homme avec par exemple la mise en place de structures de recyclage adaptées. [56]

- <u>Méthodes biologiques</u> : elles permettent de réduire voire de détruire les populations larvaires et adultes de moustiques et ce dans le but d'empêcher la reproduction et de rendre inoffensif le moustique et/ou ses larves. Elles incluent l'utilisation de poissons larvicides tels que *Gambusia affinis* et *Poecillia reticulate* et d'endotoxines produites par des bactéries (*Bacillus thuringiensis* sérotype H-14 et *Bacillus sphaericus* sont actuellement utilisés). Deux auteurs ont également décrit une stratégie de basse technologie mais hautement effective pour le contrôle des moustiques. Dans les campagnes du Vietnam, *Aedes* se reproduit notamment dans les grandes citernes d'eau utilisées pour alimenter les villages. Des espèces locales de copépodes de type *Mesocyclops* dites entomophages sont alors introduites dans ces citernes. Les résultats de cette étude ont montré l'éradication d'*Aedes aegypti* dans la plupart des communes et aucun cas de dengue après cette intervention dans ces zones n'a été détecté. Cette stratégie n'est pas une réponse universelle au problème de la dengue, mais paraît prometteuse dans les zones rurales. Cependant, principalement à cause de leur coût élevé, la plupart de ces méthodes ont été limitées à de petites opérations locales. [57]

- <u>Méthodes chimiques</u> : les principaux inconvénients de ces méthodes sont une toxicité humaine et environnementale et le développement de résistances. Trois principales méthodes ont été décrites :

- Celles visant les stades larvaires des moustiques et destinées à être utilisées directement dans l'eau (ex : temephos). [56]

- Celles visant le moustique adulte et destinées à être pulvérisées dans l'air ou à des applications résiduelles. Ces méthodes doivent être répétées à intervalles réguliers, les coûts sont élevés et l'efficacité est variable. L'application d'insecticides sous la forme d'un brouillard ou de sprays de très bas volume sont les techniques les plus largement mises en place, puisque les insecticides adulticides coûtent moins chers que les insecticides larvicides. [56]

- Protection individuelle grâce à l'utilisation de répellents, de vaporisateurs, et par l'imprégnation des vêtements et tissus (ex : rideaux) d'insecticides. [3,56]

La lutte antivectorielle n'est pas simple à mettre en œuvre et implique un certain nombre de prérequis : veille sanitaire, collaboration des populations, coûts des campagnes périodiques, suivi de la chimiosensibilité des *Aedes*, maîtrise des conditions de sécurité écologique entre autres. Ceux-ci sont cependant susceptibles de proliférer à nouveau à la moindre occasion, comme cela a été documenté suite à leur réintroduction accidentelle par l'intermédiaire de cargaisons de bois ou de pneus importés des zones d'endémies. [3,4]

8. Epidémiologie à fin 2008

8.1. Historique

Les origines du mot "dengue" ne sont pas claires. L'une des théories suppose que ce terme serait dérivé de la phrase Swahili "Ka-dinga pepo", qui décrit cette maladie comme étant causée par un esprit maléfique. La première description de cette infection a été trouvée dans une encyclopédie chinoise de symptômes et remèdes d'abord publiée au cours de la dynastie Jin (265-420) et formellement éditée en 610 (Dynastie Tang). La maladie était appelée par les chinois "poison de l'eau" et ils pensaient qu'elle avait un lien avec les insectes volants et l'eau. Des zones dans les Indes en 1635 et au Panama en 1699 auraient été probablement des foyers de dengue. La fièvre de dengue a été reconnue comme une entité clinique depuis plus de deux siècles. Le premier cas clairement diagnostiqué a été rapporté en 1789 par un médecin américain qui a qualifié cette maladie de "Break Bone Fever", du fait des myalgies et arthralgies fréquentes. Sur tous les continents, des épidémies massives ont touché des villes comme Philadelphie (1780), Calcutta (1836), le Caire (1880) ou Athènes (1928). L'étiologie virale et la transmission par les moustiques ont été mises en évidence uniquement au XXème siècle. En effet, le rôle des moustiques dans la transmission a été établi par Bancroft en 1906, et les virus responsables ont été isolés dans les années 1940. La fièvre de dengue hémorragique a été quant à elle identifiée dès les épidémies historiques. La première description clinique a été faite lors de l'épidémie de Charters Towers en Australie en 1897 ou de celle d'Athènes qui causa un millier de décès. [1,4,8,58]

8.2. Emergence et réémergence de la dengue

Dans la première moitié du XXème siècle, l'Asie du Sud-Est a été le foyer principal de dengue. Elle a ensuite émergé dans sa forme actuelle en 1953 à Manille, puis à Bangkok. Elle a été décrite sous le nom de fièvre hémorragique dans les Philippines et en Thaïlande. En effet, de grands changements écologiques et humains (déforestations, exode rural massif, explosion démographique, croissance urbaine incontrôlée) ont été observés dans cette partie du monde et ont été identifiés comme des facteurs favorisants. Les mouvements massifs de population durant la seconde guerre mondiale avec les opportunités de transport moderne ont largement favorisé la dissémination de cette maladie aux humains et aux moustiques au niveau mondial. Dans les années 1970–1980, la fièvre de dengue hémorragique s'est soudainement étendue, de proche en proche, au sous-continent indien, à la Chine méridionale et à l'Indonésie. [1,55] À la même époque, et de façon très remarquée, la dengue hémorragique a atteint le continent américain, la Jamaïque en 1976, puis Cuba en 1981 où elle causa l'épidémie la plus importante de l'histoire : 10 000 cas de fièvre hémorragique de dengue sur un total de 350 000 cas de fièvre de dengue. Cette épidémie a marqué le début de l'apparition des fièvres hémorragiques de dengue sur le continent américain. Ceci est en partie expliqué par le fait que sur le continent américain, les programmes d'éradication pour combattre la fièvre jaune se sont terminés dans les années 1970, ce qui a eu pour conséquence la réinfestation de cette région par *Aedes aegypti*. [1,55]

8.3. La dengue dans le monde

Au niveau mondial, la dengue progresse de façon spectaculaire depuis quelques décennies et est un réel problème de santé publique. Avant 1970, seuls neuf pays avaient connu des épidémies de dengue hémorragique, mais ce chiffre a plus que quadruplé en 1995 et atteindrait plus de 100 pays à risque aujourd'hui. Sa distribution globale est plus étendue que celle du paludisme. C'est une maladie qui s'étend sur l'ensemble du globe terrestre et qui semble être devenue endémique dans plus de cent pays d'Afrique et des Amériques (dont la zone Caraïbes), mais aussi en Méditerranée orientale, Asie du Sud-Est et Pacifique occidental. Ces deux dernières régions sont les plus affectées. La situation de l'Afrique constitue un intéressant paradoxe. Si les vecteurs en effet y abondent, et si les virus y circulent à l'est comme à l'ouest, la morbidité de la fièvre de dengue y est faible, avec des exceptions qui concernent souvent des européens expatriés, et aucune épidémie de fièvre de dengue hémorragique n'y a été décrite. L'Europe est actuellement indemne. Les départements et territoires français d'outre-mer sont en revanche largement concernés. [1,4]

Durant les cinquante dernières années, l'incidence de la dengue a été multipliée par 30. Dans les années 50, le nombre moyen annuel de cas était de 908, mais de 2000 à 2007, 968 564 cas ont été recensés. Environ 2,5 milliards de personnes, soit deux cinquièmes de la population mondiale, sont désormais exposées au risque. Selon les estimations actuelles de l'OMS, il pourrait y avoir chaque année dans le monde 50 millions de cas de dengue. Rien qu'en 2007, plus de 890 000 cas ont été notifiés sur le continent américain, dont 26 000 cas de dengue hémorragique. L'OMS estime que chaque année 500 000 cas de dengue hémorragique, dont une très forte proportion chez les enfants, nécessitent une hospitalisation. Faute d'un traitement adapté, le taux de létalité de la dengue hémorragique peut dépasser 20%. En élargissant l'accès aux soins prodigués par des professionnels de santé connaissant la dengue hémorragique, médecins et infirmières qui reconnaissent les symptômes et savent traiter les effets, il est possible d'abaisser ce taux à moins de 1%. En plus de l'augmentation du nombre des cas à mesure que la maladie se propage dans de nouvelles zones, des flambées épidémiques explosives surviennent désormais. C'est ainsi qu'en 2007, le Venezuela a notifié plus de 80 000 cas, dont au moins 6 000 de dengue hémorragique. [1]

De plus, la dengue est aussi une maladie qui concerne les touristes, les professionnels et les militaires allant dans les zones endémiques et les cas importés sont en augmentation. Les cas de fièvre hémorragique semblent exceptionnels chez le voyageur, sauf si ce dernier est originaire du pays et donc partiellement immun. [4] Bien que la réelle incidence de la dengue des voyageurs en pays endémiques ne soit pas connue, certaines études de surveillance illustrent l'ampleur du problème. Le taux d'incidence de la fièvre de dengue des israéliens voyageant en Thaïlande a par exemple été estimé à 3,4 / 1000, et celui des allemands à 26,5 / 100 000 en Asie du Sud-Est, à 8,2 / 100 000 sur le continent indien et à 8,3 / 100 000 en Amérique Centrale et du Sud. [59] Tout ceci fait de la dengue un véritable problème de santé publique mondiale.

8.3. La dengue en Asie

Depuis les années 1960 en Asie, l'incidence de la dengue a augmenté, avec des épidémies survenant tous les trois à cinq ans. Sur les 2,5 milliards de personnes susceptibles de développer une fièvre de dengue, 1,3 milliards vivent en Asie du Sud-Est. En Indonésie, au Myanmar, en Thaïlande et au Vietnam, des épidémies ont été causées par les quatre sérotypes du virus ces vingt dernières années avec chaque année une augmentation de l'incidence des cas de fièvre hémorragique. De nombreux sérotypes viraux y circulent, la morbidité est élevée chez les enfants, et les épidémies surviennent dans les centres urbains en moyenne tous les trois à cinq ans. Au Bangladesh, en Inde, aux Maldives et au Sri Lanka, la dengue est une maladie émergente, des épidémies sont devenues plus fréquentes, de multiples sérotypes sont en circulation, et la maladie se répand à l'intérieur de ces pays. Au Bhutan et au Népal, il n'y a pas de cas rapportés et l'endémicité est à ce jour incertaine. Singapour est le seul pays qui a été capable de maintenir une incidence faible de la dengue à travers un programme intégré de contrôle des moustiques incluant la réduction des sources, l'éducation à la santé et le renforcement de la loi mise en place depuis 1969. [60]

8.4. La dengue au Vietnam

La fièvre hémorragique de dengue connaît une augmentation croissante au Vietnam depuis sa mise en évidence en 1959. Par exemple, 24 116 cas ont été identifiés en 2000, contre 77 800 en 2006. (Tableau V) De plus, le Vietnam a connu une épidémie majeure en 1998 qui a touché dix neuf provinces dans le sud du Vietnam et 119 249 cas et 342 morts ont été recensés. Les régions du nord et sud sont endémiques mais elles présentent des variations saisonnières. Alors que le pic d'incidence se situe entre juin et novembre dans le nord du Vietnam, la transmission du virus a lieu toute l'année dans le sud. Dans le nord, le premier cas de fièvre hémorragique a été identifié pour la première fois en 1959 et une épidémie majeure a eu lieu en 1969. Dans le sud, le premier cas est apparu en 1960, des foyers épidémiques se sont développés en 1969, avec pour conséquence 331 enfants hospitalisés parmi lesquels 116 sont morts. De plus, 80% des cas notifiés au Vietnam entre janvier et juin 2007 l'on été dans les provinces du Delta du Mékong. [60-62]

Année	cas	décès	Sérotype
2000	24116	51	DEN 2
2001	42878	82	DEN 2
2002	31754	52	DEN 2
2003	47731	72	DEN 2
2004	78699	114	DEN 2
2005		51	DEN3
2006	77 800	68	DEN3
2007 (19 juillet)	32 900	34	DEN 1

Tableau V. Cas de dengue notifiés au Vietnam (source INVS international)

Bien que le Vietnam soit connu pour une circulation simultanée des quatre sérotypes, il existe une variation d'une année à l'autre du sérotype dominant. (Tableaux V et VI) Par exemple, DEN-1 a été isolé dans 12 provinces en 1995, ce qui représentait une activité virale de 58,1%. Cette activité a ensuite diminué à environ 12% entre 1997 et 1998. De même, DEN-3 avait l'une des plus faibles activités entre 1987 et 1994, son activité a continué à croître pour ensuite diminuer à nouveau en 2002. Après quatre années d'absence, le sérotype 4 a quant à lui réémergé dans trois provinces de la région du delta du Mékong. [60]

Virus	1987	1988	1989	1990	1991	1992	1993	1994	1995
% DEN-1	1,2	14,3	66,7	32,1	25,9	45,7	71,0	50,9	58,1
% DEN-2	91,9	85,7	33,3	60,7	65,4	48,6	29,0	40,0	29,7
% DEN-3	3,5	0	0	1,8	4,9	2,9	0	9,1	12,2
% DEN-4	3,5	0	0	5,4	3,7	2,9	0	0	0

Virus	1996	1997	1998	1999	2000	2001	2002	2003	2004
% DEN-1	25,8	11,8	12,4	22,5	6,67	7,37	22,34	16,93	22,81
% DEN-2	48,5	35,5	8,6	24,7	51,11	47,37	42,55	64,02	72,81
% DEN-3	25,8	51,3	77,8	26,9	42,22	45,26	35,11	19,05	4,38
% DEN-4	0	1,3	1,2	25,8	0	0	0	0	0

Tableaux VI. Sérotypes de la dengue au Vietnam de 1987 à 2004 (Source : OMS et dengue net)

9. Vaccination à fin 2008

9.1. Vaccins candidats

Le premier vaccin prometteur contre la dengue a été rapporté en 1945 par Sabin et Schlesinger ; une souche hawaïenne de sérotype 1 était atténuée par une série de passages dans des cerveaux de souris et a ainsi été utilisée pour protéger seize volontaires. L'armée américaine a arrêté la production de ce type de vaccins en 1971 face au développement des cultures cellulaires plus prometteuses en termes de tolérance. Plus récemment, les techniques dites recombinantes ont catalysé le développement vaccinal. [26] Plus de soixante ans après la découverte du virus et le début de la recherche vaccinale, aucun vaccin n'a encore été breveté. Différents obstacles ont rendu le développement et l'évaluation des vaccins contre la dengue plus difficiles que ceux des autres *Flavivirus*. La tétravalence des candidats est impérative afin d'écarter le risque d'induction d'anticorps facilitants et donc de survenue ultérieure de fièvre hémorragique chez les sujets vaccinés. De plus, sachant que le modèle "singe" est un important prérequis pour tester la neurovirulence, la virémie et l'immunogénicité, il est nécessaire de le tester sur des humains volontaires afin d'évaluer la réactogénicité, l'immunogénicité, et la protection. Enfin, une immunité à long terme sera nécessaire. [2,26] Plusieurs approches ont été utilisées pour développer un vaccin contre la dengue. Elles peuvent se diviser en plusieurs catégories : les vaccins vivants atténués, les vaccins chimériques et sont développées dans le tableau VII (données à fin 2008).

Vaccin	Promoteur	Cible	Approche	Résultats	Essais en cours
Vaccin tétravalent vivant atténué [63]	Mahidol / Sanofi Pasteur	Les 10 gènes du virus	Passage de DEN-1, 2 et 4 sur des cellules PDK et de DEN-3 sur cellules PGMK, puis testé sur des thaïlandais volontaires et aux USA avec 2 doses.	• Réactogénicité modérée. • DEN-3 sous-atténué avec apparition de syndromes fébriles malgré la vaccination.	Arrêt après les essais cliniques de phase 2.
Vaccin tétravalent vivant atténué [64]	Walter Reed Army Institute of Research / GSK	Les 10 gènes du virus	Passage de DEN-1, 2 et 4 sur des cellules PDK et de DEN-3 sur cellules PGMK.	• Séroconversion entre 50 et 90%. • Réactogénicité et tolérance bonnes.	Phase 2b.
Vaccin monovalent vivant atténué recombinant avec délétion mutation [65]	US NIAID	Les 10 gènes du virus	Délétion de 30 nucléotides dans la région non codante 3'.	• Immunogénicité et tolérance bonnes. • Réactogénicité à revoir.	Phase 1-2 monovalent. Essais tétravalents en prévision.
Vaccin monovalent vivant atténué recombinant chimérique avec délétion mutation [66]	US NIAID	8 gènes DEN-4, 2 chimères	Gènes de dengue 1, 2 et 3 ajoutés à un virus atténué de dengue : gènes prM/E placé dans la séquence rDEN4Δ30 du virus DEN-4.	• Immunogénicité et tolérance bonnes. • Réactogénicité à revoir.	Phase 1-2 monovalent. Essais tétravalents en prévision.
Vaccin vivant atténué recombinant avec mutation [67]	US FDA	Les 10 gènes du virus	Atténuation moléculaire avec mutations au niveau de la région terminale 3'.	Résultats satisfaisants contre DEN-1 sur singes.	Stade préclinique sur primates non humain.
Vaccin vivant atténué monovalent recombinant chimérique [60]	CDC / InViragen	8 gènes DEN-2, 2 chimères	Gènes prM/E insérés dans la séquence DEN-2.	Bonne immunogénicité et faible virémie.	Préclinique.

Vaccin	Promoteur	Cible	Approche	Résultats	Essais en cours
Vaccin vivant tétravalent recombinant atténué chimérique [60,68]	Acambis, Sanofi Pasteur	8 gènes YF, 2 chimères	Gènes prM/E insérés dans un vecteur dans les régions prM et E du génome d'un virus 17D utilisé comme vaccin contre la fièvre jaune (ChimeriVax).	• Tolérance et efficacité prouvées chez les singes. • Bonne tolérance chez l'homme. • Bonne immunogénicité mais séroconversion contre les 4 sérotypes partielle après la 1ère dose.	Phase 2.
Vaccin inactivé recombinant + adjuvant [60]	Hawaii Biotech	Une partie du gène E et antigène NS1	Production par un système d'expression S2 des drosophiles.		Stade préclinique chez primates non humains.

Cellules PDK = Cellules "Primary Dog Kidney"
Cellules PGMK = Cellules "Primary Green Monkey Kidney"
US NIAID = United States National Institute of Allergy and Infectious Diseases
US FDA = United States Food and Drug Administration

Tableau VII. Vaccins candidats contre l'infection de dengue [2]

9.2. Programme PDVI ou "Pediatric Dengue Vaccine Initiative"

A l'issue d'une rencontre en 2001 au Vietnam entre des pédiatres, des spécialistes du contrôle vectoriel, des immunologistes, des virologues, des chercheurs dans le domaine du vaccin, des économistes, des spécialistes du développement en santé internationale, des représentants des industries du vaccin et des agences internationales venant d'une trentaine de pays industrialisés ou en développement, a été créée l'initiative pour un vaccin pédiatrique contre la dengue. Le but était de partager le travail des secteurs publics et privés, des organisations internationales et des instituts de recherche. Ce consortium cherche à trouver des fonds pour développer des sites d'investigation pour le vaccin contre la dengue, pour les essais d'efficacité de phase III des petits laboratoires, fortifier la recherche de base sur la tolérance du vaccin dengue et la recherche d'autres vaccins contre la dengue. Les fonds financiers (~60 million $) pour le fonctionnement du PDVI sont issus de la fondation Rockefeller, de la fondation Bill et Melinda Gates et du gouvernement de Corée.

Le PDVI a pour objectif d'accélérer l'évaluation et l'introduction des vaccins contre la dengue pour une utilisation dans les pays en développement. Le PDVI a défini quatre programmes majeurs à mettre en place d'ici à 2010 :

- Formation de partenariats stratégiques entre les organisations publiques et privées afin de développer et d'évaluer des vaccins contre la dengue et des méthodes de diagnostic.
- Encourager les activités de recherche et développement.
- Evaluation vaccinale : soutien pour la mise en place d'essais vaccinaux de phase IIb et III et d'essais d'efficacité et ce notamment dans les zones endémiques.
- Accès aux vaccins : estimations solides de la maladie et des retombées économiques, développement et promotion de plans vaccinaux nationaux et internationaux.

10. Essais vaccinaux

10.1. Place de l'épidémiologie

Il y a un besoin urgent de tester sur le terrain les vaccins contre la dengue afin de contrôler l'accélération incessante de la propagation de la dengue dans le monde. Les recherches cliniques ont évolué rapidement avec le soutien des industries, gouvernements, fondations, l'OMS, le PDVI et les autres. Comme des vaccins candidats vivants atténués prometteurs sont aux dernières phases de développement, il est nécessaire de conduire des essais vaccinaux dans des zones géographiques où l'incidence de la dengue est suffisante pour mesurer l'efficacité vaccinale et où il y a une volonté politique d'introduire le vaccin dans des programmes nationaux. Les études épidémiologiques pour l'indentification et la préparation de sites d'études pour les essais sont donc essentielles. Elles sont réalisées parallèlement au développement clinique des vaccins candidats afin d'être prêts lorsque les études de phase IIb / III seront mises en place.

De telles études, prélude aux essais vaccinaux d'efficacité, sont à mener afin de :

- Définir les critères clés cliniques et biologiques simples et adaptés aux pays en voie de développement pour un diagnostic confirmé de cas aigu d'infection de dengue. De nouvelles classifications cliniques plus pratiques sont nécessaires pour un diagnostic précoce, une sélection et une prise en charge adaptée des patients, et une mesure de l'effet du vaccin sur la morbidité et la mortalité. En effet, la forme considérée comme la plus sévère est la fièvre hémorragique. Bien qu'elle représente une faible proportion des cas de dengue, c'est la seule forme sévère qui a été définie par des critères standardisés. Or, nous avons vu qu'un certain nombre de patients avec choc ne satisfaisaient pas les quatre critères OMS de fièvre hémorragique et par conséquent que les définitions OMS n'étaient pas suffisantes. De plus, cette classification n'est pas toujours adaptée du fait du manque d'entraînement des professionnels de la santé, de supports radiologiques insuffisants et de laboratoires pas toujours performants. Il n'est en effet pas toujours facile de détecter les fièvres hémorragiques en utilisant l'hématocrite ou les signes de fuite plasmatique parfois difficiles à évaluer dans les pays tropicaux. [21] L'utilité de critères de jugements solides de sévérité n'est pas limitée aux essais d'efficacité vaccinale, mais facilitera aussi la surveillance au long terme de cette maladie et la comparaison d'incidences entre régions et pays.

- Déterminer l'incidence de la dengue et de ses formes sévères chez des enfants vivant dans des zones à risque en tenant compte de l'âge et du sexe.

- Surveiller la circulation du virus de la dengue avec ses différents sérotypes.

- Evaluer la faisabilité des essais d'efficacité dans les zones suffisamment endémiques et dans les populations à risque.

- Estimer le ratio symptomatique / asymptomatique et définir un taux d'anticorps protecteurs contre la maladie.

- Etudier les possibles effets d'une précédente infection ou vaccination contre un *Flavivirus* tel que le virus de l'encéphalite japonaise.

10.2. Sanofi Pasteur et son "projet dengue" à fin 2008

Sanofi Pasteur est en train de développer un vaccin candidat tétravalent contre la dengue destiné aux pays endémiques. De larges essais d'efficacité de phase IIb / III sont planifiés. Ils sont très difficiles à mettre en place du fait de leur complexité logistique et de leur coût élevé. Sanofi Pasteur a donc d'abord identifié des sites potentiels d'étude où la dengue représentait un problème important de santé publique et où des essais d'efficacité vaccinale pouvaient être menés. Comme nous l'avons vu précédemment, la densité élevée de la population et les conditions écologiques dans les zones rurales du Vietnam ont été favorables à une transmission de la dengue, ce qui permet d'expliquer que le Vietnam a le taux d'incidence de cas de dengue le plus élevé en Asie du Sud-Est avec circulation des quatre sérotypes. En 1998, une épidémie de fièvre hémorragique très étendue a touché 51 des 67 provinces que compte le pays et 234 866 cas et 383 morts ont été rapportés. Cette épidémie était surtout concentrée dans la région du delta du Mekong, au sud du Vietnam où 90% des décès ont été notés (434 cas / 100 000 personnes et 342 morts recensés). Cette région enregistre donc les plus hauts taux de mortalité et morbidité dues à la dengue du pays. De plus, les services de santé sont très bien développés et les pédiatres sont habitués à diagnostiquer et à prendre en charge les cas sévères de dengue. Ainsi, le taux de mortalité est faible (de l'ordre de 2-3/1000). Dans chaque province, deux systèmes de santé interagissent et collaborent pour le signalement des cas de dengue : les structures de santé (hôpitaux et dispensaires) et les départements de médecine préventive. Chaque système est représenté au niveau de la province, du district et de la commune. Le personnel de santé des structures de soins détecte et traite les cas de dengue. Les équipes de la médecine préventive sont chargées de signaler les cas à l'Institut Pasteur de la ville d'Ho Chi Minh, ville qui centralise les déclarations provenant des dix neuf provinces du Sud Vietnam. Les centres de médecine préventive testent également les échantillons de sang d'environ 10% des cas de dengue cliniquement suspects (en utilisant la capture par ELISA des IgM de dengue) pour la confirmation biologique du diagnostic. Ils envoient quelques échantillons de sang à l'Institut Pasteur pour d'autres tests sérologiques et une isolation virale. Ces caractéristiques expliquent ainsi le choix du Vietnam et plus particulièrement de la région du delta du Mekong par Sanofi Pasteur pour réaliser des études sur la dengue.

Une étude rétrospective sur cinq années a ensuite été menée en 2000 en collaboration avec l'Institut Pasteur du Vietnam. L'objectif était de sélectionner une zone bien définie afin qu'un projet de recherche sur du long terme puisse être mis en place. Deux provinces, Tien Giang et An Giang, ont été choisies par les investigateurs du fait de l'incidence élevée des cas de dengue et du haut degré de motivation des équipes. Dans les deux provinces, les virus DEN-2 et DEN-3 étaient principalement isolés mais les sérotypes 1 et 4 étaient également identifiés. Un district a été choisi dans chaque province et les données épidémiologiques rétrospectives ont été collectées. Le district de Long Xuyen dans la province d'An Giang comptait moins d'enfants de moins de 15 ans que celui de Cai Lay à Tien Giang. Cependant, l'incidence des cas de dengue chez ces enfants était plus importante à Long Xuyen (6 à 13/1000 *versus* 2-11/1000). Le degré de motivation était équivalent dans les deux districts. La plupart des cas de Long Xuyen étaient vus dans un seul centre alors que ceux de Cai Lay étaient hospitalisés dans deux hôpitaux et parfois même à Ho Chi Minh ville. Du fait d'une incidence plus élevée et d'un plus faible risque de perdus de vue ou de données manquantes, le district de Long Xuyen a donc été choisi pour une future mise en place d'études épidémiologiques prospectives détaillées.

Deux études épidémiologiques complémentaires ont ensuite été conduites, des définitions de cas devant être validées, les sérotypes circulants devant être isolés et des informations épidémiologiques étant nécessaires pour élaborer le design des futurs essais vaccinaux.

Une cohorte d'enfants scolarisés est prospectivement suivie pour évaluer l'ampleur de la maladie dans cette région (étude EDN01). Débutée en décembre 2003 et prévue jusqu'à décembre 2009, l'objectif est d'observer la transmission des divers sérotypes de dengue sur plusieurs années, d'obtenir une meilleure estimation de l'incidence des cas de dengue confirmés au laboratoire en fonction de l'âge, ainsi qu'une estimation du taux de suivi des sujets lors des grandes études de cohorte dans cette région du Vietnam. Le but final sera d'établir la tranche d'âge qui présente le plus haut risque d'infection de dengue et dans laquelle seront recrutés les sujets d'un essai de phase III. Un futur essai d'efficacité devra, en effet, avoir un pouvoir suffisant pour mesurer l'efficacité protectrice et ne pas interrompre significativement la transmission du virus de la dengue. La réduction de la transmission dans le groupe contrôle conduirait à l'échec de la démonstration d'une différence entre les vaccinés et le groupe contrôle.

Une seconde étude (EDN03), dont la base de données a été utilisée pour la réalisation de ce travail, a permis de décrire prospectivement les différentes manifestations cliniques et biologiques chez des enfants hospitalisés afin de tenter de finaliser des définitions. Elle a également permis d'estimer la proportion de fièvre simple de dengue et de fièvre hémorragique parmi les cas suspects hospitalisés pour une dengue, de décrire la distribution de l'âge des cas confirmés de dengue hospitalisés et des cas sévères confirmés dans la zone sélectionnée, d'analyser les différences entre les sérotypes circulants et d'évaluer la faisabilité de la détection des cas de dengue et de la confirmation par le laboratoire dans cet environnement.

Chapitre 2 – EDN03

Les investigateurs vietnamiens de cette étude ainsi que les membres du service d'épidémiologie de Sanofi Pasteur cités ci-dessous ont permis l'aboutissement et la publication de ce travail.

Nguyen Thi Kim Tien, Christine Luxemburger, Nguyen Trong Toan, Nguyen Ngoc Rang, Vu Thi Que Huong, Laurence Pollissard.

1. Objectifs de l'étude

La dengue est la seconde infection la plus importante après la malaria. Elle a connu une résurgence dramatique au cours des vingt dernières années, ce qui fait de cette maladie un problème de santé majeur. La vaccination et le contrôle vectoriel sont les seules mesures de prévention. Le contrôle vectoriel permet de réduire la transmission de la dengue mais de larges campagnes efficaces sont très difficiles à mettre en place, ce qui fait de la vaccination contre la dengue une priorité dans les pays endémiques.

Comme nous l'avons vu précédemment dans le chapitre 1, le projet de vaccination contre la dengue de Sanofi Pasteur est bien avancé. Ce vaccin candidat doit être évalué dans des essais d'efficacité chez des populations exposées vivant dans des zones endémiques et épidémiques et nécessite des moyens techniques et opérationnels à bien définir. Une conclusion d'essai d'efficacité juste et non ambiguë dépend de la clarté et de la solidité des définitions de cas utilisées pour les critères de jugement d'efficacité. De telles définitions devraient être basées sur l'expérience du terrain et facilement reproductibles d'un essai à un autre et d'un centre d'essai à un autre. Nous avons voulu connaître quelles étaient les caractéristiques cliniques et biologiques de tous les cas pédiatriques de dengue ayant donné lieu à une hospitalisation afin de pouvoir finaliser des définitions utilisables lors d'autres essais conduits dans cette population et cette zone d'étude. Une meilleure compréhension de l'épidémiologie de cette infection dans la région du Vietnam définie par Sanofi Pasteur est nécessaire.

Les principaux objectifs de ce travail ont donc été de :

- Conduire une analyse descriptive des différentes manifestations cliniques et biologiques entre les différents sérotypes dans une population d'enfants hospitalisés.

- Décrire et discriminer les différents tableaux cliniques et biologiques entre patients avec une infection modérée et sévère.

- Evaluer les facteurs de risque et facteurs prédictifs de sévérité.

2. Matériel et méthodes

Il s'agit d'une étude observationnelle prospective.

2.1. Site de l'étude

An Giang, comptant une population de 2 080 000 habitants, est située à l'ouest du delta du Mékong entre les rivières Tien et Hau. Elle partage une frontière de 95 kilomètres avec le Cambodge. La province comprend deux villes (Long Xuyen et Chaudoc) et onze districts (incluant les villes). Elle est facilement accessible d'Ho Chi Minh ville par une route nationale (quatre heures de trajet) qui traverse deux fois la rivière du Mekong. Un pont récemment construit a permis de réduire le temps pour accéder à cette province. Un autre est en prévision, mais un ferry est encore nécessaire pour traverser la rivière une seconde fois. Les groupes ethniques qui habitent la province sont les Kinh, Khmer, Cham et Hoa, mais les Khmers sont les plus nombreux du fait de la proximité avec le Cambodge. La région connaît un climat tropical ; la température moyenne se situe entre 26 et 28°C. Les deux saisons distinctes sont la saison sèche de décembre à avril et la saison des pluies de mai à novembre. Les inondations se produisent habituellement entre la mi-août et la mi-novembre.

Cette étude a été conduite entre mai 2002 et avril 2003 dans le département pédiatrique de l'hôpital de Long Xuyen. En 2000, 2154 patients de moins de 15 ans ont été admis au département pédiatrique pour suspicion de dengue. Des tests laboratoires (ELISA détectant les IgM uniquement) ont été réalisés dans la plupart des cas (presque 100%). Le taux de positivité était compris entre 40 et 50%.

2.2. Population d'étude

2.2.1. Critères d'inclusion

Ont été inclus tous les enfants de moins de quinze ans :

- Ayant été hospitalisés dans le service pédiatrique.
- Présentant une fièvre aiguë avec suspicion de dengue évaluée par le médecin urgentiste.
- Résidant dans la province d'An Giang depuis au moins trois mois avant l'hospitalisation (sauf pour les nourrissons âgés de moins de trois mois).
- Dont les parents ou un représentant légal ont signé une note d'information et un formulaire de consentement.

2.2.2. Critères d'exclusion

Etaient exclus les enfants :

- Résidant dans une autre province.
- Etant dans la province pour une durée de moins de trois mois au moment de l'inclusion.

2.3. Collection des données

2.3.1. Identification des sujets

Il était proposé à chaque cas admis dans le service pédiatrique pour suspicion de fièvre de dengue ou à chaque cas admis pour une autre raison et ayant potentiellement développé une fièvre de dengue au cours de leur hospitalisation de participer à l'étude. Un numéro unique d'identification était donné à chaque patient.

Un patient initialement inclus dans l'étude et pour lequel un autre diagnostic avait été établi au cours de l'hospitalisation restait dans l'étude. Son diagnostic final était enregistré dans le CRF et ils n'étaient pas invités à la dernière visite. Leur exclusion de l'étude a été faite au moment de l'analyse statistique.

2.3.2. Procédures cliniques

2.3.2.1. A l'admission

Un questionnaire standardisé a été proposé aux parents. Les principales informations recueillies par l'investigateur clinique ont été :

- Identification du patient : numéro d'identification, initiales, adresse, date de naissance, sexe, groupe ethnique.
- Notion de vaccination contre l'encéphalite japonaise avant l'hospitalisation.
- Autres : symptômes associés à la maladie, date du début de la fièvre, consultation dans une autre structure de soins avant l'hospitalisation ou patients venant d'eux même.

Un examen clinique a également été réalisé dans lequel étaient détaillés :

- Conditions générales : poids, taille, température.
- Rythme respiratoire et cardiaque, pression sanguine.
- Signes cliniques associés à l'infection : choc, épanchement pleural, rash, hémorragie, test du Tourniquet, hépatomégalie (…).
- Autres signes cliniques associés à des maladies concomitantes.

Un échantillon de sang veineux (BS1) de 5 ml a enfin été prélevé afin d'effectuer une sérologie et/ou une isolation virale et un bilan hématologique (globules blancs, plaquettes, hématocrite).

2.3.2.2. Pendant l'hospitalisation

La prise en charge et le traitement des patients était fait par les cliniciens du service pédiatrique en suivant les procédures habituelles de routine des infections de dengue.

2.3.2.3. A la sortie de l'hôpital

Un résumé de l'évolution clinique était effectué en se focalisant plus particulièrement sur les signes cliniques de sévérité associés à la dengue tels que l'hémorragie, les signes de fuite plasmatique (épanchement pleural, ascite, changements de l'hématocrite) ou le choc (…).

Y étaient associés les principaux résultats hématologiques au cours de l'hospitalisation du type taux le plus bas de plaquettes, taux d'hématocrite minimum et maximum.

Les principaux traitements administrés du type antipyrétiques, perfusions et antibiotiques étaient également rapportés.

De la même manière que précédemment, un deuxième échantillon de sang veineux (BS2) était prélevé pour réaliser une sérologie et/ou une isolation virale.

2.3.2.4. Visite prévue pour les patients sortis moins de dix jours après la survenue des premiers symptômes

Etaient alors rapportés les éventuels événements survenus après la sortie (tels que la réadmission à l'hôpital ou les complications à la maison) et était effectué un prélèvement de sang veineux (BS3) de 3 ml pour la réalisation de la sérologie.

2.3.3. Analyses de laboratoire

2.3.3.1. Prélèvement et stockage des échantillons

Après prélèvement, les tubes sanguins obtenus étaient gardés à température ambiante dans le service pédiatrique. Les infirmières de l'équipe apportaient les échantillons au laboratoire de l'hôpital dans un délai maximal d'une heure.

Après centrifugation, le sérum était séparé en plusieurs aliquots :

- Un de 500 à 700 μl pour rechercher les IgM.
- Un de 500 à 700 μl pour rechercher les IgG.
- Un de 500 μl pour mesurer la virémie par isolation virale.
- Le reste du plasma était transporté à l'Institut Pasteur dans des containers "Nitrogène" et congelé à -80°C.

2.3.3.2. Recherche des IgM

Le dosage des IgM était effectué au laboratoire de l'hôpital de Long Xuyen par une technique de type MAC ELISA. Les échantillons étaient alors conservés à 4°C jusqu'à la détermination du titre en anticorps. A partir du sérum transféré et congelé à l'Institut Pasteur, le taux d'IgM était réévalué en utilisant la même méthode qu'à l'hôpital.

2.3.3.3. Recherche des IgG et isolation virale

Ces deux types d'analyse ont été réalisés à l'Institut Pasteur. Après la répartition en aliquots, chaque échantillon était transporté et congelé de la même manière que décrit précédemment à l'Institut Pasteur.

Le titre d'IgG était évalué par une technique de type ELISA indirecte.

Pour l'isolation virale, 50 µl de sang non dilué étaient inoculés dans des cultures cellulaires de moustiques de type C6/36 (*Aedes Albopictus*) et incubés à 28°C pendant quatre à sept jours. Les cultures cellulaires infectées étaient recueillies et les antigènes viraux étaient recherchés grâce à des anticorps fluorescents de type antiflavivirus-IgG conjugués à la fluorescéine isothiocyanate et des anticorps monoclonaux spécifiques de chaque sérotype.

2.3.3.4. RT-PCR et technique NS1

Deux analyses complémentaires permettant de mettre en évidence le virus ont été réalisées consécutivement à l'étude en 2005 à partir des plasmas congelés afin d'améliorer les résultats concernant l'isolation virale.

La recherche de la protéine virale NS1 a été effectuée par un test ELISA qui est disponible sur le marché, commercialisé par Biorad, Platelia™ Dengue NS1 Ag. C'est un test rapide immunochromatographique réalisé à température ambiante et nécessitant 50 µl de sérum.

Quatre RT-PCR quantitatives spécifiques de chaque sérotype ont également été testées sur des échantillons de 25 µl de sérum. Cette technique permet la détection de l'ARN viral à partir de quarante cycles d'amplification d'un fragment génomique codant pour la protéine virale NS5.

2.4. Définitions

2.4.1. Groupes identifiés dans la population

Cinq groupes principaux ont été identifiés dans cette population :

- Groupe "virologiquement identifié" : si l'isolation virale ou la NS1 ou la RT-PCR était positive et associée à au moins une valeur d'IgM supérieure ou égale à 1 ou à une augmentation d'au moins un facteur quatre de deux valeurs d'IgG entre deux visites.

- Groupe "probable" : si au moins une valeur d'IgM était supérieure ou égale à 1 ou si une augmentation d'au moins un facteur quatre de deux valeurs d'IgG entre deux visites était notée.

- Groupe "infection passée" : si toutes les valeurs d'IgM étaient strictement inférieures à 1 et si au moins une valeur d'IgG était supérieure ou égale à 1.

- Groupe "sans antécédent" : quand toutes les valeurs d'IgM et d'IgG étaient strictement inférieures à 1.

- Groupe "cas douteux" : quand uniquement une seule valeur d'IgG et d'IgM était disponible.

Pour la réalisation de l'analyse statistique, le groupe "cas confirmés" a résulté de la fusion des patients "virologiquement identifiés" et "probables", et les cas de "non dengue" provenaient de la fusion des groupes "infection passée" et "sans antécédent". Le groupe "cas douteux" a été exclu de l'analyse statistique.

2.4.2. Infection secondaire

Un patient était considéré comme ayant une infection primaire si tous ses ratios IgM / IgG étaient strictement inférieurs à 1,8 alors qu'un cas d'infection secondaire correspondait à au moins un ration IgM / IgG supérieur ou égal à 1,8.

2.4.3. Sévérité

2.4.3.1. Définitions existantes et publiées dans la littérature

Comme nous l'avons vu dans l'introduction, la stricte application des définitions OMS de sévérité (fièvre hémorragique / syndrome de choc) est largement remise en question dans la littérature. [10-13] Différents auteurs ont même proposé de nouvelles définitions de sévérité. Par exemple, une équipe en Indonésie a montré que les patients infectés par le virus de la dengue et présentant une insuffisance circulatoire n'étaient pas toujours considérés comme sévères avec la stricte application des définitions OMS. En modifiant la combinaison des critères de fièvre hémorragique de cette classification, plus de patients ont pu être identifiés comme présentant une dengue sévère. En effet, la sensibilité de la définition OMS était de 86% alors qu'une sensibilité supérieure à 90% était observée avec les autres propositions : 93% pour celle correspondant à l'association tendance hémorragique associée à une thrombocytopénie ou une hémoconcentration, 94% pour celle étant définie comme hémoconcentration plus thrombocytopénie ou tendance hémorragique, et 95% en cas de thrombocytopénie associée à une hémoconcentration ou une tendance hémorragique. [69] Harris a également développé une nouvelle définition de sévérité : était considéré comme sévère un patient avec une fièvre hémorragique / syndrome de choc ou une infection de dengue avec des signes associés au choc. Cela lui a permis de diagnostiquer les cas sévères ne répondant pas aux critères classiques de sévérité, c'est-à-dire les patients avec un choc mais ne présentant pas nécessairement une thrombocytopénie ou une hémoconcentration. [27] Dans une autre étude menée par Balmaseda au Nicaragua, en plus des critères de fièvre hémorragique et de syndrome de choc, ont aussi été évaluées quatre manifestations cliniques associées à l'infection de dengue, à savoir le choc, les hémorragies internes, les signes de fuite plasmatique et la thrombocytopénie. Ainsi, 32 à 49% des cas de simple fièvre de dengue avaient au moins une manifestation clinique sévère. [11]

2.4.3.2. Mise au point d'une définition

La définition OMS à elle seule n'est donc pas suffisante. Ainsi, avec l'expérience d'autres auteurs, nous avons décidé d'établir une nouvelle définition plus large utilisant les critères de fièvre hémorragique définis par l'OMS. Un patient confirmé était donc considéré comme présentant une dengue sévère s'il présentait au moins l'une des définitions suivantes :

- Choc.

- Thrombocytopénie inférieure à 100.10^3 / mm^3.

- Hémorragie sévère : nous avons décidé de limiter le critère tendance hémorragique défini par l'OMS à l'hémorragie gastro-intestinale à savoir une hématémèse ou un méléna. En effet, l'intérêt du test du Tourniquet pour définir la sévérité est largement remis en question comme le montre Bandyopadhyay dans sa revue de la littérature. [13] De plus, nous avons choisi de considérer comme non sévère un patient présentant uniquement des pétéchies, épistaxis, ou gingivorragies.

- Signes de fuite plasmatique :
    - Au moins un taux d'hématocrite supérieur ou égal à 44% à l'admission ou au cours de l'hospitalisation.

- Ou au cours de l'hospitalisation ((Hématocrite maximal – Hématocrite minimal) / Hématocrite minimal) ≥ à 20%).
- Ou épanchement pleural ou ascite ou autres signes cliniques de fuite plasmatique.

2.5. Analyse statistique

Les analyses statistiques ont été réalisées à l'aide du logiciel SPSS, version 16.0 pour Windows. De plus, pour l'ensemble des hypothèses testées, était considéré comme statistiquement significatif un p inférieur ou égal à un risque $\alpha = 0,05$. Les données ont été décrites par des pourcentages ou des moyennes associées à la déviation standard, la médiane et les valeurs extrêmes [minimum ; maximum].

2.5.1. Description des différentes populations de l'étude

L'analyse était principalement descriptive. Les comparaisons de moyennes ont été réalisées en utilisant une analyse de variance (test de Fischer) et les comparaisons des variables dichotomiques à l'aide d'un chi² de Pearson.

2.5.2. Description et évaluation des différences entre sérotypes

L'analyse de ce point a reposé sur une analyse descriptive et une régression logistique. Le groupe sérotype 3 a été exclu de l'étude du fait d'un trop faible effectif (n = 1), ce qui rendait impossible les comparaisons entre les différents groupes de sérotypes.

2.5.2.1. Choix de deux groupes

Il n'a pas été possible dans ce cas de réaliser une régression logistique multinomiale pour comparer les trois groupes de sérotypes du fait des faibles effectifs des groupes 1 (n = 18) et 4 (n = 31), qui aurait conduit à confronter des données avec de faibles distributions. De plus, les sérotypes 1 et 4 étant connus dans la littérature comme étant moins virulents que les infections à sérotype 2 [24,25], nous avons décidé de fusionner les groupes sérotype 1 et 4 et réalisé une régression logistique binomiale qui nous a permis de comparer les groupes DEN-2 *versus* DEN-1 + DEN-4.

2.5.2.2. Analyse statistique

La base de données de cette étude comptait plus de cent variables. Il est connu que tant de données rendent l'analyse statistique difficile et biaisée. Deux biostatisticiens, Cox et Harrell, ont ainsi expliqué que la réduction du nombre de variables est nécessaire afin de limiter les tests multiples et de rendre les interprétations de résultats plus précises. Des méthodes de réduction du nombre de variables avant l'utilisation d'un modèle statistique sont recommandées et décrites dans la littérature. Cela permet de réduire le nombre de degrés de liberté du modèle, le rendant ainsi plus interprétable et puissant. [70,71] Nous avons donc décidé de sélectionner nos variables de la manière suivante :

- En utilisant la littérature pour inclure les variables essentielles.
- En éliminant de l'analyse celles dont la distribution est faible.
- En regroupant celles ayant une problématique commune ou étant fortement corrélées.
- En éliminant celles avec un trop grand nombre de données manquantes.

Les comparaisons de moyennes étaient réalisées en utilisant une analyse de variance (test de Fischer). Si le p était inférieur à 0,2, les comparaisons étaient ensuite faites deux à deux grâce à un test de Fischer (DEN-1 / DEN-2, DEN-1 / DEN-4, DEN-2 / DEN-4).

Les proportions des variables dichotomiques étaient comparées à l'aide d'un chi² de Pearson si l'ensemble des cellules avait un effectif supérieur ou égal à 5 ou d'un test exact de Fischer dans le cas des tableaux de contingence 2 x 2 si au moins une des cellules avait un effectif inférieur à 5. Si le p était inférieur à 0,2, les comparaisons étaient ensuite faites deux à deux. Quand il n'était pas possible de calculer directement le chi² de Pearson, les comparaisons étaient évaluées deux à deux.

Après avoir choisi les variables à étudier, l'évaluation des différentes caractéristiques patients et des manifestations cliniques et biologiques entre les groupes DEN-1 + DEN-4 *versus* DEN-2 a été effectuée à l'aide d'une régression logistique dont les principales étapes ont été les suivantes :

- Choix du meilleur modèle en effectuant une régression logistique manuelle pas à pas ascendante. Nous avons utilisé le maximum de vraisemblance afin de calculer le chi² observé. Si le chi² observé était supérieur au chi² espéré (dont la valeur dépendait du risque α et du nombre de degré de liberté du modèle), nous avons considéré qu'il existait une différence significative au risque α = 5%. Nous avons alors estimé les Odds Ratios des variables concernées ainsi que leurs intervalles de confiance. De plus, la corrélation entre les différentes données était étudiée parce que le degré de corrélation des variables prédicatrices peut affecter l'influence de celles du modèle final.

- Evaluation des interactions deux à deux entre les variables incluses dans le modèle final.

- Evaluation de la nécessité d'ajustement des variables sélectionnées dans le modèle final avec celles testées ; en effet, un oubli d'ajustement pourrait altérer la nature de la distribution de la variable Y. Pour cela, nous avons regardé si les OR des variables du modèle final étaient les mêmes dans le modèle final et dans un modèle comportant l'ensemble des variables.

- Evaluation de la qualité du modèle final avec :
    - Le test de Hosmer et Lemeshow est basé sur un regroupement des probabilités prédites par le modèle. Est ensuite calculé pour chacun des groupes le nombre observé de réponses positives y = 1 et négatives y = 0, que l'on compare au nombre espéré prédit par le modèle. Une distance est alors évaluée entre les fréquences observées et prédites au moyen d'un chi². Si le p du chi² à n ddl est supérieur à 0,05, cela signifie qu'il n'est pas possible de rejeter l'hypothèse nulle de non différence et que les valeurs attendues et observées sont équivalentes.
    - Test des valeurs "leverage" afin de détecter les éventuelles valeurs influentes.
    - Courbe ROC (avec variable d'état = sérotype et variable à tester = probabilités prédites) afin d'évaluer le pouvoir discriminant du modèle.

2.5.3. Evaluation des différents tableaux et des facteurs de risque de sévérité

Plusieurs régressions logistiques ont été faites en tenant compte de la méthodologie décrite précédemment afin de tester l'association entre la sévérité et les différentes manifestations cliniques et biologiques ainsi que démographiques. L'interprétation de ces associations sera cependant différente selon la nature de la variable explicative considérée. En effet, il n'est pas possible de considérer les variables associées à la clinique et à la biologie comme des facteurs prédictifs dans la population confirmée car ces variables ont été mesurées après la survenue de la sévérité. L'analyse de ces variables a donc été faite séparément afin de déterminer les différents tableaux cliniques et biologiques associés à la sévérité alors qu'ont été étudiés comme facteurs de risque les données relatives au patient telles que l'âge, le sexe ou l'infection secondaire. De plus, une autre analyse a été menée sur une sous-partie de la population confirmée (n = 86) dans laquelle les variables cliniques et biologiques étaient mesurées avant l'apparition de la sévérité.

3. Résultats

3.1. Description de la population

3.1.1. Présentation de la population

1007 enfants se présentant à l'hôpital de Long Xuyen ont été hospitalisés pour une suspicion de dengue et ont ainsi été inclus dans l'étude entre mai 2002 et avril 2003. Sur ces 1007 cas suspects, 412 (41%) n'étaient pas des cas de dengue, 572 (57%) étaient des cas confirmés et 23 (2%) des cas pour lesquels il n'a pas été possible de conclure à un diagnostic. Il a été possible d'identifier le sérotype pour 189 des 572 cas confirmés : 18 étaient infectés par DEN-1, 139 par DEN-2, 1 par DEN-3 et 31 par DEN-4.

En tenant compte des définitions OMS, 175 (31%) des patients avec une dengue confirmée souffraient d'une fièvre hémorragique et 48 (8%) d'une simple fièvre de dengue. 165 (29%) et 184 (32%) des enfants avec un syndrome de dengue présentaient respectivement 2/4 et 3/4 critères de la définition OMS de sévérité. Un total de 182 (31,8%) chocs a été diagnostiqué, dont la plupart (65,4%) faisaient suite à une fièvre hémorragique. Il faut également noter que sur les 397 cas confirmés qui ne répondaient pas à la définition de fièvre hémorragique, 63 avaient un choc : 1 (2%) parmi les cas de simple fièvre, 11 (7%) des enfants avec 2/4 critères OMS et 51 (28%) des patients avec 3/4 critères. Enfin, 10 (1%) des enfants de la population totale sont morts et un taux de létalité de 0,9% parmi les cas confirmés a été observé.

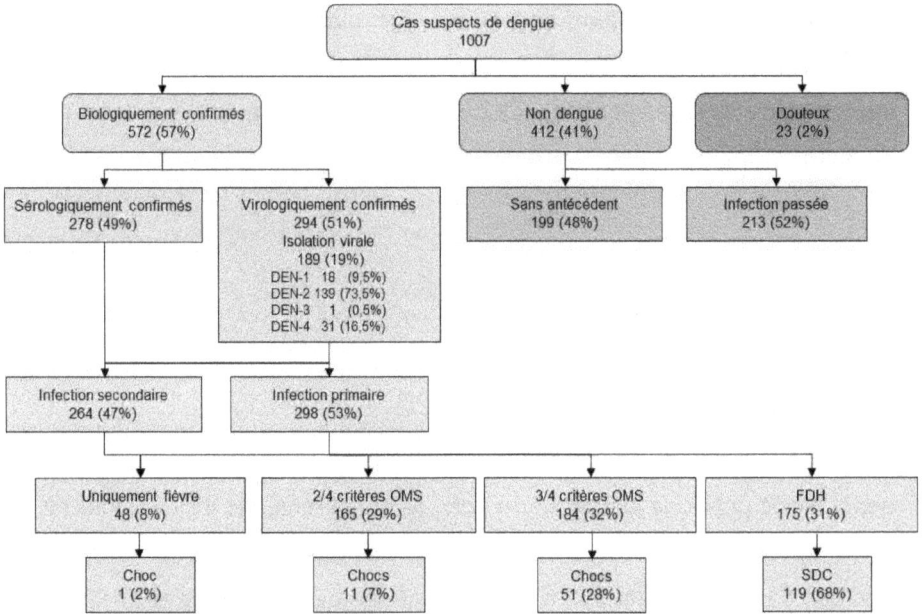

Figure 4. Graphique décrivant les 1007 cas suspects de dengue, les cas de non dengue et les cas confirmés.

3.1.2. Principales caractéristiques et données démographiques

Les principales caractéristiques de la population sont résumées dans le tableau VIII. Sur les 1007 patients, 514 (51,0%) des enfants étaient des garçons et 493 (49,0%) des filles. 996 (98,9%) des patients étaient vietnamiens et seulement 11 (1,1%) des Khmers. Les cas de non dengue étaient plus souvent originaires de Long Xuyen que les confirmés. Les populations "cas de non dengue" et "cas confirmés" étaient comparables au regard du groupe ethnique, de l'âge (moyennes respectives de 8,5 +/- 3,47 et 8,8 +/- 3,24), de l'IMC (moyennes respectives de 14,4 +/- 2,26 et 14,7 +/-

2,66) et d'un antécédent de vaccination contre l'encéphalite japonaise (20,2%
contre 22,9%). (Tableau VIII)

Variable		Population totale (n=1007) n (%) ou moyennes	Cas de non dengue (n=412) n (%) ou moyennes	Cas confirmés (n=572) n (%) ou moyennes
Sexe	Masculin	514 (51,0)	220 (53,4)	280 (49,0)
	Féminin	493 (49,0)	192 (46,6)	292 (51,0)
Groupe ethnique	Vietnamien	996 (98,9)	412 (100,0)	561 (98,1)
	Khmer	11 (1,1)	0 (0,0)	11 (1,9)
District	Long Xuyen	352 (35,0)	178 (43,2)	163 (28,5)
	Autres	655 (65,0)	234 (56,8)	409 (71,5)
Période d'inclusion	Saison humide	614 (61,0)	304 (73,8)	300 (52,4)
	Saison sèche	393 (39,0)	108 (26,2)	272 (47,6)
Age (années)	Moyenne (+/- Sd)	8,7 (+/- 3,34)	8,5 (+/- 3,47)	8,8 (+/- 3,24)
	Médiane	9,0	9,0	9,0
	Min-Max	0-15	0-15	0-15
IMC (kg/m²)	Moyenne (+/- Sd)	14,6 (+/- 2,49)	14,4 (+/- 2,26)	14,7 (+/- 2,66)
	Médiane	14,1	14,1	14,2
	Min-Max	6,9-32,9	7,4-25,5	6,9-32,9
Historique VEJ		218 (21,6)	83 (20,2)	131 (22,9)
Consultation précédente*	Oui	833 (82,7)	320 (77,7)	494 (86,4)
	Hospitalisation	131 (13,0)	30 (7,3)	98 (17,1)
	Dispensaire	61 (6,1)	19 (4,6)	41 (7,2)
	Généraliste	686 (68,1)	285 (69,2)	386 (67,5)

* La variable "Consultation précédente" correspond à une consultation avant l'admission à l'hôpital. Avant l'épisode infectieux, les enfants avaient parfois été hospitalisés une première fois, ou avaient consulté un médecin dans un dispensaire ou un cabinet, ou étaient venus d'eux-mêmes avec leurs parents directement à l'hôpital.

Tableau VIII. Principales caractéristiques et données démographiques de la population totale, confirmée et des cas de non dengue

Comme nous pouvons le constater sur la figure 5, les courbes de répartition des cas en fonction de l'âge étaient comparables dans les populations "cas de non dengue" et "cas confirmés" : le nombre de cas augmentait fortement chez les 5-6 ans avec deux pics à 7 et 10 ans pour ensuite diminuer à partir de 11 ans.

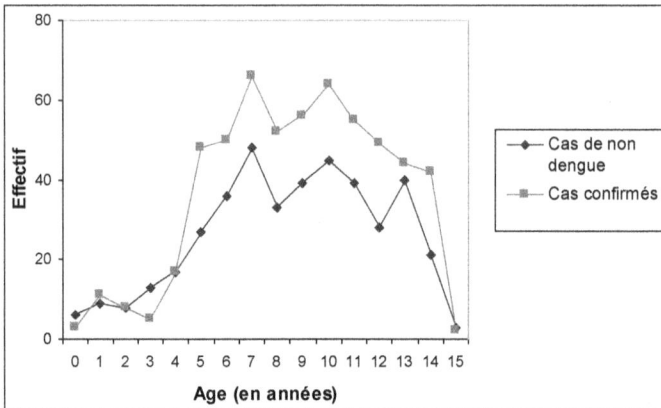

Figure 5. Graphique du nombre de cas en fonction de l'âge en années dans les populations "cas de non dengue" et "cas confirmés"

Par contre, les profils des entrées à l'hôpital en fonction de la période d'inclusion dans l'étude étaient très différents. En effet, les "cas de non dengue" étaient majoritairement hospitalisés durant la saison humide (73,8%) alors que les "cas confirmés" étaient répartis de manière équivalente entre la saison humide et sèche (respectivement 52,4% et 47,6%). Comme nous pouvons aussi le constater sur la figure 6, les enfants souffrant d'une infection de dengue étaient majoritairement inclus dans l'étude entre août et janvier avec 1 pic majoritaire en décembre alors que les autres étaient essentiellement inclus entre juin et novembre avec 2 pics en juin et octobre.

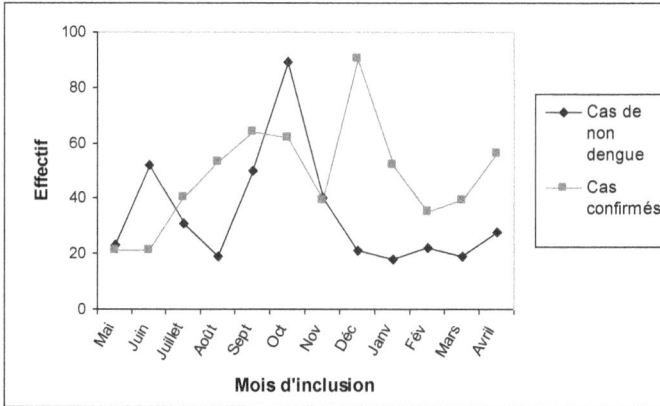

Figure 6. Graphique du nombre de cas en fonction du mois d'inclusion dans les populations "cas de non dengue" et "cas confirmés"

3.1.3. Description des principales manifestations cliniques et biologiques

Sur les 1007 cas inclus dans l'étude, tous les enfants avaient de la fièvre associée le plus souvent à une injection conjonctivale (64,6%), des tendances hémorragiques (64,4%), des vomissements (57,4%), une hépatomégalie (51,1%), des signes de fuite plasmatique (39,2%), une thrombocytopénie ≤ 100.10^3 / mm^3 (36,2%), des maux de tête (33,6%), des douleurs abdominales (29,3%), des malaises (22,8%) et un choc (20,3%). Les deux groupes de patients présentaient des vomissements (respectivement 53,2% / 60,1% chez les cas de non dengue et les cas confirmés) et une injection conjonctivale (62,6% / 65,9%) dans des proportions similaires. Les taux de létalité étaient comparables. Les patients infectés par le virus de la dengue souffraient significativement plus de maux de tête (respectivement 36,3% / 29,6% chez les cas confirmés et les cas de non dengue), de malaises (28,3% / 15,%), d'hépatomégalie (61,4% / 36,7%), de douleurs abdominales (33,0% / 24,0%), de signes évocateurs de choc (agitation, extrémités froides, ascite ou œdème, épanchement pleural, pression sanguine non détectable) (10,1% / 3,2%), de thrombocytopénie ≤

100.10^3 / mm^3 (53,8% / 10,5%), d'un taux d'hématocrite plus élevé (42 / 39), de tendances hémorragiques (77,1% / 46,8%), de signes de fuite plasmatique (54,0% / 20,4%), de choc (31,8% / 5,1%) et de complications (28,7% / 11,7%), et avaient plus de perfusions (93,7% / 83,7%). Les cas ayant une autre pathologie présentaient quant à eux significativement plus de signes de toux (respectivement 18,7% / 5,8% chez les cas de non dengue et les cas confirmés), avaient des concentrations de globules blancs (6949 10^6/l / 6066 10^6/l), de neutrophiles (4212 10^6/l / 3526 10^6/l) et de lymphocytes (2283 10^6/l / 2014 10^6/l) plus élevées, et recevaient plus d'antibiotiques (39,8% / 19,8%). D'autres symptômes étaient observés dans les deux groupes dans des proportions similaires mais faibles (moins de 5%) : douleur rétro-orbitale, myalgies / arthralgies, rash, anorexie et diarrhée. (Tableau IX)

Variable		Population totale (n=1007) n (%) ou moyennes	Cas de non dengue (n=412) n (%) ou moyennes	Cas confirmés (n=572) n (%) ou moyennes	p (chi² de Pearson pour proportions, Fischer pour moyennes)
Début soudain de fièvre		960 (95,4)	380 (92,2)	559 (97,7)	0,00
Maux de tête		337 (33,6)	121 (29,6)	207 (36,3)	0,03
Douleur rétro-orbitale		3 (0,3)	1 (0,2)	2 (0,4)	1,00*
Myalgie / arthralgie		26 (2,6)	9 (2,2)	16 (2,8)	0,55
Rash		18 (1,8)	5 (1,2)	13 (2,3)	0,22
Anorexie		46 (4,6)	16 (3,9)	24 (4,7)	0,53
Diarrhée		47 (4,7)	18 (4,4)	25 (4,4)	1,00
Vomissements		578 (57,4)	219 (53,2)	344 (60,1)	0,30
Malaises		230 (22,8)	62 (15,0)	162 (28,3)	0,00
Injection conjonctivale		651 (64,6)	258 (62,6)	377 (65,9)	0,29
Toux		115 (11,4)	77 (18,7)	33 (5,8)	0,00
Hépatomégalie		515 (51,1)	151 (36,7)	351 (61,4)	0,00
Douleurs abdominales		295 (29,3)	99 (24,0)	189 (33,0)	0,00
Globules blancs	Moyenne (+/- Sd)	6445 (+/- 3473,8)	6949 (+/- 3554,0)	6066 (+/- 3413,5)	0,00
	Médiane	5600	6000	5200	
	Min-Max	1400-29500	2300-29500	1400-25400	
Neutrophiles	Moyenne (+/- Sd)	3826 (+/- 2705,6)	4212 (+/- 3113,1)	3526 (+/- 2352,8)	0,00
	Médiane	3139	3424	2891	
	Min-Max	76-23924	76-23924	488-19456	
Lymphocytes	Moyenne (+/- Sd)	2126 (+/- 1430,1)	2283 (+/- 1279,2)	2014 (+/- 1531,4)	0,00
	Médiane	1770	1986	1607	
	Min-Max	335-13994	448-9150	403-13994	
Flush facial		30 (3,0)	14 (3,4)	14 (2,4)	0,38

Manifestations du SNC		7 (0,7)	3 (0,7)	2 (0,3)	0,65
Signes évocateurs de choc**		71 (7,2)	13 (3,2)	58 (10,1)	0,00
Taux de plaquette le plus bas	Moyenne (+/- Sd)	134 (+/- 78,3)	174 (+/- 74,3)	102 (+/- 62,9)	0,00
	Médiane	125	161	92	
	Min-Max	6-559	23-469	6-369	
Hématocrite maximale	Moyenne (+/- Sd)	41 (+/- 4,4)	39 (+/- 3,2)	42 (+/- 4,6)	0,00
	Médiane	40	39	42	
	Min-Max	28-59	30-50	28-59	
Thrombocytopénie ≤ 100		365 (36,2)	54 (10,5)	308 (53,8)	0,00
Tendances hémorragiques		649 (64,4)	193 (46,8)	441 (77,1)	0,00
Signes de fuite plasmatique		395 (39,2)	84 (20,4)	309 (54,0)	0,00
Choc		204 (20,3)	21 (5,1)	182 (31,8)	0,00
Décès		10 (0,9)	3 (0,7)	5 (0,9)	1,00
Détérioration ou complication		218 (21,6)	48 (11,7)	164 (28,7)	0,00
Perfusions		901 (89,5)	345 (83,7)	536 (93,7)	0,00
Antibiotiques		286 (28,4)	164 (39,8)	113 (19,8)	0,00

* Utilisation d'un test exact de Fischer quand au moins une cellule comprenait un effectif théorique < 5. ** Signes évocateurs du choc = agitation, extrémités froides, ascite ou œdème, épanchement pleural, pression sanguine non détectable.

Tableau IX. Caractéristiques cliniques et biologiques de la population totale, "confirmée" et "non dengue"

3.2. Dengue et sérotypes

3.2.1. Présentation de cette sous-population

Sur les 189 enfants avec une dengue virologiquement identifiée, 18 (9,5%) étaient infectés par le sérotype 1, 139 (73,5%) par le 2, 1 (0,5%) par le 3 et 31 (16,5%) par le 4. Le groupe sérotype 3 a été exclu de l'analyse statistique du fait de son trop faible effectif. (Figure 15)

La sous population "cas avec identification virale" était représentative de la population "confirmée". En effet, elles étaient comparables au regard de l'âge, du sexe, du groupe ethnique, du district et de l'IMC. (Tableau X) Les enfants issus de cette sous population présentaient le plus fréquemment les mêmes signes cliniques et biologiques et ce dans des proportions similaires que les cas confirmés, à savoir l'injection conjonctivale (respectivement 73,0% / 64,6% chez les "cas avec identification virale" et "cas confirmés"), les tendances hémorragiques (77,8% / 77,1%), les vomissements, (57,1% / 57,4%), une hépatomégalie (49,7% / 51,1%), une variation d'hématocrite ≥ 20% (46,0% / 44,8%), une thrombocytopénie ≤ 100.10^3 / mm^3 (41,8% /

36,2%), des maux de tête (37,8% / 33,6%), un choc (24,9% / 20,3%), des douleurs abdominales (23,3% / 29,3%) et des malaises (21,7% / 22,8%).

De plus, les enfants avec une dengue virologiquement identifiée étaient âgés de 0 à 15 ans avec une moyenne de 9,0 ans (+/- 3,25) et avaient un IMC moyen de 14,8 kg/m² (+/- 2,18). 45,5% étaient des garçons et 54,4% des filles. Ils étaient tous vietnamiens. 29,8% venaient de Long Xuyen. (Tableau X)

Variable		Cas confirmés (n=572) n (%) ou moyennes	Cas avec identification virale (n=189) n (%) ou moyennes
Sexe	Masculin	280 (49,0)	86 (45,5)
	Féminin	292 (51,0)	103 (54,5)
Groupe ethnique	Vietnamien	561 (98,1)	189 (100,0)
	Khmers	11 (1,9)	0 (0,0)
District	Long Xuyen	163 (28,5)	55 (29,1)
	Autres	409 (71,5)	134 (70,9)
Age (années)	Moyenne (+/- Sd)	8,8 (+/- 3,24)	9,0 (+/- 3,25)
	Médiane	9,0	9,0
	Min-Max	0-15	0-15
IMC (kg/m²)	Moyenne (+/- Sd)	14,7 (+/- 2,66)	14,8 (+/- 2,18)
	Médiane	14,2	14,4
	Min-Max	6,9-32,9	9,1-22,5

Tableau X. Principales caractéristiques et données démographiques des groupes "cas confirmés" et "cas avec identification virale"

3.2.2. Description des différences entre sérotypes

3.2.2.1. Principales caractéristiques et données démographiques

Il n'existait pas de différence significative entre les différents sérotypes au regard du sexe. Les enfants infectés par le sérotype 2 étaient significativement plus issus d'un autre district que Long Xuyen par rapport aux infections à sérotype 4 (75,5% / 58,1%) et avaient un IMC plus faible (14,5 kg/m² +/- 1,93 vs 15,7 +/- 2,68). Les mêmes tendances étaient observées entre les groupes DEN-2 et DEN-1 (75,5% / 55,6% concernant le district et 14,5 kg/m² +/- 1,93 vs 15,2 +/- 2,63 pour l'IMC). Les enfants atteints d'une dengue 1 ou 4 étaient significativement plus souvent vaccinés contre l'encéphalite japonaise que ceux avec une DEN-2 (50,0% et 45,2% contre 23,0%). Les patients associés au groupe sérotype 1 avaient été plus souvent hospitalisés avant l'inclusion dans l'étude que ceux ayant contracté une infection de type DEN-2 ou DEN-4 (50,0% vs 7,0% et 3,2%). (Tableau XI)

Variable		Sérotype 1 (n=18) n (%) ou moyennes	Sérotype 2 (n=139) n (%) ou moyennes	Sérotype 4 (n=31) n (%) ou moyennes	p (Chi² Pearson pour proportions et Fischer (ANOVA) pour moyennes)
Période d'inclusion	Saison humide	9 (50,0)	50 (36,0)	14 (45,2)	0,378
	Saison sèche	9 (50,0)	89 (64,0)	17 (54,8)	
District	Long Xuyen	8 (44,4)	34 (24,5)	13 (41,9)	0,051
	Autres	10 (55,6)	105 (75,5)	18 (58,1)	0,090 D1 vs D2 0,864 D1 vs D4 0,049 D2 vs D4
Sexe	Masculin	10 (55,6)	60 (43,2)	16 (51,6)	0,472
	Féminin	8 (44,4)	79 (56,8)	15 (48,4)	
Age (années)	Moyenne (+/- Sd)	10,0 (+/-2,72)	8,9 (+/- 3,12)	9,3 (+/- 3,76)	0,342
	Médiane	10,0	9,0	10,0	
	Min-Max	6-14	0-15	1-14	
IMC	Moyenne (+/- Sd)	15,2 (+/- 2,63)	14,5 (+/- 1,93)	15,7 (+/- 2,68)	0,010 0,160 D1 vs D2
	Médiane	14,4	14,2	15,3	0,508 D1 vs D4
	Min-Max	12,2-22,4	9,1-22,1	11,5-22,5	0,003 D2 vs D4
Historique VEJ		9 (50,0)	32 (23,0)	14 (45,2)	0,006 0,022 D1 vs D2* 0,744 D1 vs D4 0,012 D2 vs D4
Hospitalisation précédant l'inclusion dans l'étude**		9 (50,0)	10 (7,2)	1 (3,2)	0,000 D1 vs D2* 0,000 D1 vs D4* 0,691 D2 vs D4*

* Utilisation d'un test exact de Fischer quand au moins une cellule comprenait un effectif théorique < 5.
** Quand il n'était pas possible de calculer le chi² de Pearson du fait d'un effectif théorique < 5 dans l'une des cellules, des comparaisons 2 à 2 étaient systématiquement faites.

Tableau XI. Comparaison des principales caractéristiques et données démographiques entre sérotypes

De plus, les patients infectés par le sérotype 1, 2 ou 4 étaient comparables au regard de l'âge avec des moyennes respectives de 10,0 ans

+/- 2,72, 8,9 +/- 3,12 et 9,3 +/- 3,76. (Tableau XI) Comme nous pouvons le voir sur la figure 7, quel que soit le sérotype, la plupart des enfants étaient inclus dans cette étude entre 6 et 14 ans. Cependant, aucun enfant de moins de 6 ans n'avait contracté une dengue 1. L'incidence de la dengue 2 semblait plus importante chez les enfants âgés de 6 à 10 ans alors que pour DEN-4 un pic était observé à 13 ans. La distribution des cas de DEN-1 paraissait homogène entre 6 et 14 ans.

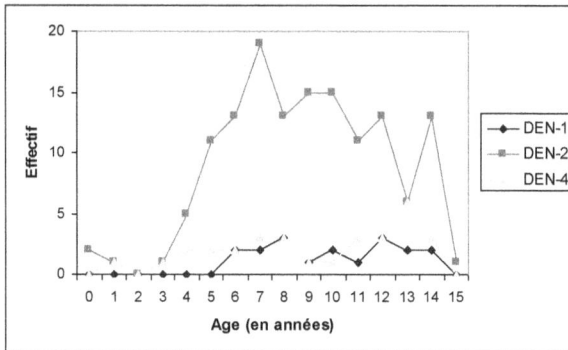

Figure 7. Graphique du nombre de cas en fonction de l'âge en années par sérotype

Enfin, aucune différence concernant la période d'inclusion n'était notée. (Tableau XI) Comme nous pouvons le constater sur la figure 8, le profil des périodes d'inclusion des enfants infectés par les sérotypes 1, 2 ou 4 se ressemblaient avec cependant 2 pics en septembre et décembre pour DEN-2, 1 en août pour DEN-1 et 3 en mai, octobre et décembre pour DEN-4.

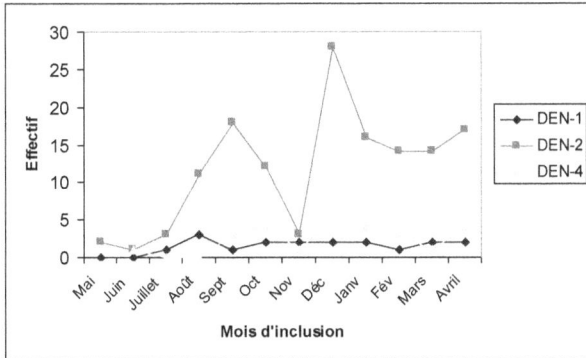

Figure 8. Graphique du nombre de cas en fonction du mois d'inclusion dans l'étude par sérotype

3.2.2.2. Données cliniques et biologiques

Il n'existait pas de différence significative entre les sérotypes 1, 2 et 4 concernant les signes cliniques suivants (p > 0,05) : les malaises (respectivement 16,7%, 23,0% et 19,4% pour DEN-1, DEN-2 et DEN-4), l'injection conjonctivale (77,8%, 71,9% et 74,2%), les maux de tête (38,9%, 37,0% et 38,7%), les signes de fuite plasmatique (55,6%, 53,2% et 48,4%) et la durée d'hospitalisation (moyennes de 6,8 jours +/- 1,70, 7,0 +/- 2,05 et 6,8 +/- 1,82). (Tableau XII)

De plus, les patients infectés par le sérotype 1 présentaient significativement moins de chocs que ceux atteints par une dengue 2 (5,6% / 29,5%) et avaient significativement plus d'épisodes hémorragiques que ceux avec une dengue 4 (66,7% / 35,5%). (Tableau XII et Figure 20)

Des tendances étaient également observées malgré un p > 0,05. Les enfants ayant contracté une DEN-4 semblaient souffrir moins souvent de vomissements (respectivement 51,6%, 66,7% et 57,6% pour les sérotypes 4, 1 et 2), de douleurs abdominales (16,1%, 27,8% et 24,5%), de signes hépatiques (38,7%, 50,0% et 52,5%) et paraissaient être moins sévères (54,8%, 66,7% et 68,3%) que ceux infectés par le sérotype 1 ou 2. Les infections à sérotype 2 paraissaient moins associées à l'infection secondaire que les sérotypes 1 ou 4 (59,7%, 72,2% et 67,7% pour DEN-2, DEN-1 et

DEN-4). Elles tendaient à présenter plus de chocs que le sérotype 4 (29,5% et 16,1%) et moins d'épisodes hémorragiques que DEN-1 (45,3% et 66,7%). (Tableau XII et Figure 9)

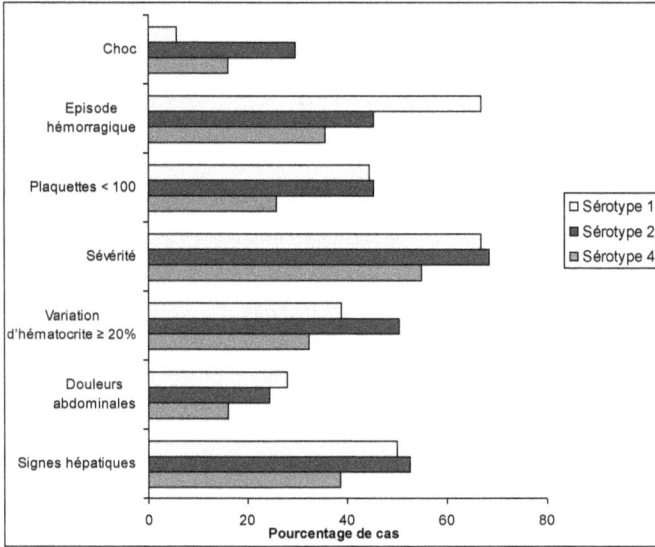

Figure 9. Graphique représentant les proportions des principaux signes cliniques par sérotype

Variable	Sérotype 1 (n=18) n (%) ou moyennes	Sérotype 2 (n=139) n (%) ou moyennes	Sérotype 4 (n=31) n (%) ou moyennes	p (Chi² Pearson pour proportions et Fischer (ANOVA) pour moyennes)
Malaises**	32 (16,7)	32 (23,0)	6 (19,4)	0,765 D1 vs D2*
				1,000 D1 vs D4*
				0,658 D2 vs D4
Injection conjonctivale**	14 (77,8)	100 (71,9)	23 (74,2)	0,781 D1 vs D2*
				1,000 D1 vs D4*
				0,800 D2 vs D4
Infection secondaire	13 (72,2)	80 (59,7)	21 (67,7)	0,465
Vomissements	12 (66,7)	80 (57,6)	16 (51,6)	0,589
Douleurs abdominales**	5 (27,8)	34 (24,5)	5 (16,1)	0,775 D1 vs D2*
				0,465 D1 vs D4*
				0,318 D2 vs D4
Signes hépatiques	9 (50,0)	73 (52,5)	12 (38,7)	0,380
Choc**	1 (5,6)	41 (29,5)	5 (16,1)	0,044 D1 vs D2*
				0,393 D1 vs D4*
				0,130 D2 vs D4
Episode hémorragique**	12 (66,7)	63 (45,3)	11 (35,5)	0,088 D1 vs D2
				0,035 D1 vs D4
				0,318 D2 vs D4
Maux de tête	7 (38,9)	51 (37,0)	12 (38,7)	0,975
Signes de fuite plasmatique	10 (55,6)	74 (53,2)	15 (48,4)	0,858
Sévérité	12 (66,7)	95 (68,3)	17 (54,8)	0,356
Durée d'hospitalisation (jours) Moyenne (+/- Sd)	6,8 (+/- 1,70)	7,0 (+/- 2,05)	6,8 (+/- 1,82)	0,860
Médiane	7,0	7,0	7,0	
Min-Max	4,0-11,0	2,0-13,0	3,0-12,0	

* Utilisation d'un test exact de Fischer quand au moins une cellule comprenait un effectif théorique < 5.
** Quand il n'était pas possible de calculer le chi² de Pearson du fait d'un effectif théorique < 5 dans l'une des cellules, des comparaisons 2 à 2 étaient systématiquement faites.

Tableau XII. Comparaison des principales manifestations cliniques entre sérotypes

Les concentrations plasmatiques de lymphocytes étaient comparables entre les groupes DEN-1, DEN-2 et DEN-4 (moyennes respectives de 1394 10^6/l (+/- 314,9), 1512 (+/- 765,2) et 1518 (+/- 859,1)). (Tableau XIII)

Les patients infectés par le sérotype 1 présentaient des taux sanguins significativement plus bas de globules blancs (moyennes respectives de 3850

10^6/l (+/- 1966,0), 5305 (+/- 2443,4) et 5513 (+/- 2172,1) pour DEN-1, DEN-2 et DEN-4) et neutrophiles (2221 10^6/l (+/- 1287,1), 3443 (+/- 2146,0) et 3637 (+/- 1804,2)) que les sérotypes 2 ou 4. Ceux avec une dengue 2 avaient des taux significativement plus bas de plaquettes que ceux avec une dengue 4 : ils présentaient plus de thrombocytopénies ≤ 100.10^3 / mm^3 (45,3% et 25,8%) et le taux de plaquettes le plus bas était nettement inférieur (112 .10^3 / mm^3 +/- 62,3 et 139 +/- 73,9). (Tableau XIII)

Malgré un p > 0,05, des tendances étaient également observées. (Tableau XIII) Les enfants avec un sérotype 2 tendaient à avoir une variation d'hématocrite ≥ 20% plus fréquente que ceux avec une DEN-1 ou DEN-4 (respectivement 50,4%, 38,9% et 32,3%). Malgré des proportions de thrombocytopénies ≤ 100.10^3 / mm^3 comparables, les concentrations plaquettaires paraissaient plus basses chez les patients infectés par le sérotype 2 que chez ceux infectés par le sérotype 1 (moyennes respectives de 112 +/- 62,3 et 128 +/- 94,8).

Variable		Sérotype 1 (n=18) n (%) ou moyennes	Sérotype 2 (n=139) n (%) ou moyennes	Sérotype 4 (n=31) n (%) ou moyennes	p (Chi² Pearson pour proportions et Fischer (ANOVA) pour moyennes)
Variation d'hématocrite ≥ 20%		7 (38,9)	70 (50,4)	10 (32,3)	0,151 0,360 D1 vs D2 0,638 D1 vs D4 0,068 D2 vs D4
Thrombocytopénie ≤ 100 (.10³/mm³)		8 (44,4)	63 (45,3)	8 (25,8)	0,135 0,944 D1 vs D2 0,180 D1 vs D4 0,048 D2 vs D4
Taux de plaquettes le plus bas (.10³/mm³)	Moyenne (+/- Sd)	128 (+/- 94,8)	112 (+/- 62,3)	139 (+/- 73,9)	0,107 0,324 D1 vs D2 0,665 D1 vs D4 0,046 D2 vs D4
	Médiane	123	109	130	
	Min-max	20-369	15-313	39-339	
Globules blancs (.10⁶/l)	Moyenne (+/- Sd)	3850 (+/- 1966,0)	5305 (+/- 2443,4)	5513 (+/- 2172,1)	0,037 0,016 D1 vs D2 0,000 D1 vs D4 0,663 D2 vs D4
	Médiane	3250	4700	5200	
	Min-Max	1700-9300	1800-19700	2200-11500	
Neutrophiles (.10⁶/l)	Moyenne (+/- Sd)	2221 (+/- 1287,1)	3443 (+/- 2146,0)	3637 (+/- 1804,2)	0,041 0,020 D1 vs D2 0,005 D1 vs D4 0,642 D2 vs D4
	Médiane	1893	2905	3247	
	Min-Max	854-5940	488-15051	1500-8395	
Lymphocytes (.10⁶/l)	Moyenne (+/- Sd)	1394 (+/- 914,9)	1512 (+/- 765,2)	1518 (+/- 859,1)	0,832
	Médiane	1125,9	1342	1355	
	Min-Max	493-4148	462-4224	531-5177	

Tableau XIII. Comparaison des principales manifestations biologiques entre sérotypes

Pour finir, mêmes si certaines comparaisons étaient impossibles du fait du trop faible nombre de cas dans chaque groupe, nous avons observé que le rash paraissait plus fréquent chez les enfants avec une DEN-4. Les quelques cas d'ascite ou œdèmes, de pression sanguine non détectable, d'extrémités froides et de décès étaient uniquement comptés parmi les infections à sérotype 2. (Tableau XIV)

Variable	Sérotype 1 (n=18) n (%) ou moyennes	Sérotype 2 (n=139) n (%) ou moyennes	Sérotype 4 (n=31) n (%) ou moyennes
Myalgies / arthralgies	1 (5,6)	4 (2,9)	1 (3,2)
Rash	0 (0,0)	2 (1,4)	4 (12,9)
Agitation	1 (5,6)	3 (2,2)	0 (0,0)
Ascite ou œdèmes	0 (0,0)	1 (0,7)	0 (0,0)
Pression sanguine non détectable	0 (0,0)	1 (0,7)	0 (0,0)
Extrémités froides	0 (0,0)	1 (0,7)	0 (0,0)
Décès	0 (0,0)	4 (2,9)	0 (0,0)

Tableau XIV. Manifestations cliniques dont la faible incidence ne permet pas la comparaison statistique entre sérotypes

3.2.3. Régression logistique permettant de comparer les groupes DEN-2 et DEN-1 + DEN-4

Une régression logistique a été réalisée afin de discriminer les différents tableaux cliniques, biologiques et données démographiques entre les patients avec une dengue 2 et ceux avec une dengue 1 ou 4. Les enfants avec une DEN-2 étaient ainsi trois fois plus à risque de développer un choc (OR 3,0 ; IC 95% = 1,15-7,65) et étaient moins vaccinés contre l'encéphalite japonaise (OR 0,3 ; IC 95% = 0,17-0,68). Malgré un bon résultat du test de Hosmer et Lemeshow (p = 0,974), la courbe ROC présentait une AUC égale à 0,663, résultat acceptable mais moyen. (Figure 10)

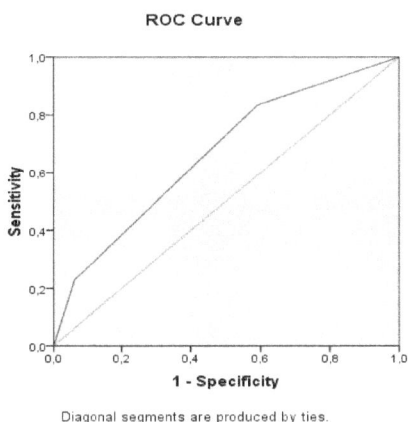

ROC Curve

Diagonal segments are produced by ties.

Variables	B	Sd	P	Exp (B)	95% IC
Historique de VEJ	-1,08	0,356	0,00	0,3	0,17-0,68
Choc	1,09	0,483	0,02	3,0	1,15-7,65

Figure 10. Modèle logistique final sélectionné et sa courbe ROC (variable d'état = sérotype et variable à tester = probabilités prédites)

De plus, lorsque toutes les variables étaient testées dans un même modèle, des tendances étaient observées malgré des résultats non significatifs (p > 0,05). Les enfants avec une dengue 2 semblaient ainsi présenter plus de thrombocytopénies ≤ 100.10^3 / mm^3 (OR 1,3 ; IC 95% = 0,58-2,83) et de signes hépatiques (OR 1,4 ; IC 95% = 0,64-3,21), et moins de tendances hémorragiques (OR 0,6 ; IC 95% = 0,22-1,49) et infections secondaires (OR 0,5 ; 0,23-1,13). Ils étaient également plus souvent inclus durant la saison humide (OR 0,6 ; IC 95% = 0,28-1,31).

		Sérotype 2 (n=139)	Sérotype 1 et 4 (n=49)	OR	95% IC
Variable		No (%) ou moyennes	No (%) ou moyennes		
Historique de VEJ		32 (23,0)	23 (46,9)	0,3	0,15-0,70
Choc		41 (29,5)	6 (12,2)	2,5	0,84-7,39
Sexe féminin		79 (56,8)	23 (46,9)	1,1	0,50-2,39
Age (années)	Moyenne (+/- Sd)	8,9 (+/- 3,12)	9,5 (+/- 3,4)	1,0	0,84-1,09
	Médiane	9,0	10,0		
	Min-Max	0-15	1-14		
Saison humide		92 (66,2)	29 (59,2)	0,6	0,28-1,31
Malaise		32 (23,0)	9 (18,4)	1,1	0,42-2,82
Injection conjonctivale		100 (71,9)	37 (75,5)	1,1	0,46-2,63
Thrombocytopénie		63 (45,3)	16 (32,7)	1,3	0,58-2,83
Globules blancs	Moyenne (+/- Sd)	5305 (+/- 2443,4)	4902 (+/- 2230,1)	1,0	1,00-1,00
	Médiane	4700	4500		
	Min-max	1800-19700	1700-11500		
Neutrophiles	Moyenne (+/- Sd)	3443 (+/- 2146,0)	3117 (+/- 1759,6)	1,0	1,00-1,00
	Médiane	2905	2622		
	Min-Max	488-15051	854-8395		
Lymphocytes	Moyenne (+/- Sd)	1512 (+/- 765,2)	1472 (+/- 872,6)	1,0	1,00-1,00
	Médiane	1342	1334		
	Min-Max	462-4224	493-5177		
Vomissements		80 (57,6)	28 (57,1)	1,1	0,51-2,56
Maux de tête		51 (37,0)	19 (38,8)	1,2	0,53-2,62
Douleurs abdominales		34 (24,5)	10 (20,4)	1,2	0,48-3,06
Signes hépatiques		73 (52,5)	21 (42,9)	1,4	0,64-3,21
Tendances hémorragiques		107 (77,0)	40 (81,6)	0,6	0,22-1,49
Infection secondaire		80 (59,7)	34 (69,4)	0,5	0,23-1,13
Durée d'hospitalisation	Moyenne (+/- Sd)	7,0 (+/- 2,05)	6,8 (+/- 1,76)	0,9	0,75-1,18
	Médiane	7,0	7,0		
	Min-max	2,0-13,0	3,0-12,0		

Tableau XV. Résultats de la régression logistique incluant toutes les variables à tester afin d'évaluer les différences entre les groupes sérotype 2 et sérotype 1 + 4 : estimation des proportions dans chaque groupe ainsi que des p, OR et IC 95%

3.3. Dengue et sévérité

Sur les 572 cas confirmés, 166 (29,0%) enfants étaient considérés comme cas non sévères et 406 (71,0%) comme sévères. Parmi eux, 280 (49,0%) d'entre étaient des garçons, 561 (98,1%) des vietnamiens et 300

(52,4%) étaient inclus pendant la saison humide. Leur âge moyen était de 8,8 ans +/- 3,24.

3.3.1. Recherche des facteurs de risque de sévérité dans la population confirmée

Une régression logistique a été réalisée afin d'évaluer les facteurs de risque de sévérité de la dengue. Comme nous pouvons l'observer dans le tableau XVI et dans l'annexe 2, aucune donnée associée au patient ne pouvait être qualifiée de facteur de risque. En effet, les groupes "cas non sévères" et "cas sévères" étaient comparables au regard de l'âge (moyennes respectives de 9,0 ans +/- 2,97 et 8,8 +/- 3,35), du sexe (48,8% et 49,0% de garçons), de l'IMC (14,5 kg/m² +/- 2,40 et 14,8 +/- 2,76), de la période d'inclusion (28,3% et 20,7% inclus durant la saison humide) et de l'infection secondaire (47,5% et 46,8%). Toutefois, malgré un intervalle de confiance comprenant la valeur 1, la variable vaccination contre l'encéphalite japonaise tendait à être un facteur protecteur de sévérité (28,3% de la population non sévère vaccinée contre 20,7% chez les cas sévères ; OR = 0,7 ; IC 95% = 0,44-1,00).

	Variables	Cas non sévères (n=166) n (%) ou moyennes	Cas sévères (n=406) n (%) ou moyennes	OR	95% IC
Sexe	Masculin	81 (48,8)	199 (49,0)	1,0	0,69-1,42
	Féminin	85 (51,2)	207 (51,0)		
Age (années)	Moyenne (+/- Sd)	9,0 (+/- 2,97)	8,8 (+/- 3,35)	1,0	0,92-1,03
	Médiane	9	9		
	Min-Max	2-14	0-15		
IMC (kg/m²)	Moyenne (+/- Sd)	14,5 (+/- 2,40)	14,8 (+/- 2,76)	1,0	0,97-1,12
	Médiane	14,1	14,2		
	Min-Max	8,5-23,1	6,9-32,9		
Historique de VEJ		47 (28,3)	84 (20,7)	0,7	0,44-1,00
Saison humide		96 (57,8)	215 (53,0)	0,8	0,57-1,18
Infection secondaire		77 (47,5)	187 (46,8)	1,0	0,72-1,49

Tableau XVI. Résultats de la régression logistique univariée afin d'évaluer les facteurs de risque de sévérité dans la population confirmée : estimation des proportions dans chaque groupe ainsi que des p, OR et IC 95%

3.3.2. Recherche des tableaux cliniques et biologiques associés à la sévérité

Une régression logistique multivariée a été effectuée dans la population confirmée afin d'évaluer les tableaux cliniques et biologiques associés à la sévérité. Les enfants considérés comme sévères étaient deux à trois fois plus à risque de développer une hépatomégalie (respectivement 69,5% et 41,6% chez les cas sévères et non sévères ; OR = 2,7 ; IC 95% = 1,86-4,04), un malaise (28,3% et 16,3% ; OR = 2,4 ; IC 95% = 1,47-4,07) et des douleurs abdominales (37,7% et 21,7% ; OR = 2,2 ; IC 95% = 1,39-3,38). Les patients qualifiés de non sévères avaient quant à eux deux fois plus de risque de développer une injection conjonctivale (respectivement 77,1% chez les patients non sévères et 61,3% chez les cas sévères ; OR = 0,5 ; IC 95% = 0,32-0,78). (Figure 22 et Tableau XVII)

De plus, le test de Hosmer et Lemeshow (p = 0,164) évaluant le modèle retenu nous permettait de dire qu'il n'y avait pas de différence entre les valeurs observées et attendues. L'aire sous la courbe (AUC = 0,721) était correcte mais pas idéale. (Figure 11)

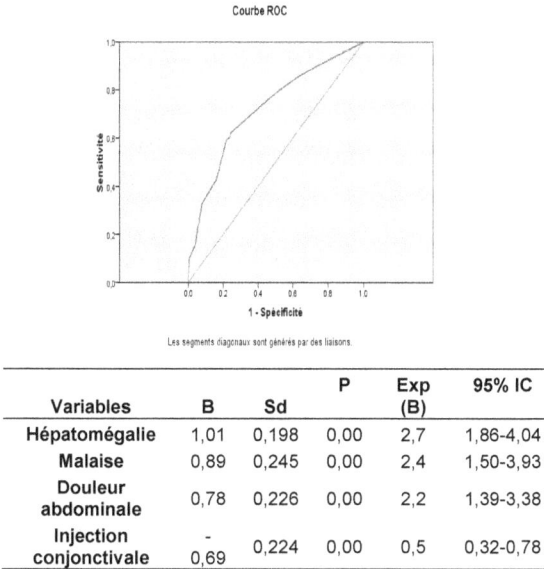

Variables	B	Sd	P	Exp (B)	95% IC
Hépatomégalie	1,01	0,198	0,00	2,7	1,86-4,04
Malaise	0,89	0,245	0,00	2,4	1,50-3,93
Douleur abdominale	0,78	0,226	0,00	2,2	1,39-3,38
Injection conjonctivale	-0,69	0,224	0,00	0,5	0,32-0,78

Figure 11. Modèle logistique final sélectionné et sa courbe ROC (variable d'état = sévérité et variable à tester = probabilités prédites)

Enfin, lorsque toutes les variables étaient testées dans un même modèle, des tendances étaient observées malgré des résultats non significatifs (p > 0,05). Les vomissements paraissaient plutôt associés à la sévérité (respectivement dans les populations sévères et non sévères 64,3% et 50,0% ; OR 1,5 ; IC 95% = 0,97-2,24) et les cas sévères semblaient présenter moins de maux de tête (34,8% et 39,8% ; OR = 0,7 ; IC 95% = 0,45-1,09). Les populations "cas sévères" et "cas non sévères" étaient comparables au regard des concentrations des globules blancs (OR = 1,0 ; IC 95% = 1,00-1,00), des neutrophiles (OR = 1,0 ; IC 95% = 1,00-1,00) et des lymphocytes (OR = 1,0 ; IC 95% = 1,00-1,00). (Tableau XVII)

		Cas non sévères (n=166)	Cas sévères (n=406)	OR	95% IC
Variables		n (%) ou moyennes	n (%) ou moyennes		
Malaises		27 (16,3)	162 (28,3)	2,4	1,47-4,07
Douleur abdominale		36 (21,7)	153 (37,7)	2,2	1,39-3,6
Hépatomégalie		69 (41,6)	282 (69,5)	2,5	1,67-3,9
Injection conjonctivale		128 (77,1)	249 (61,3)	0,5	0,34-0,87
Maux de tête		66 (39,8)	141 (34,9)	0,7	0,45-1,09
Vomissements		83 (50,0)	261 (64,3)	1,5	0,97-2,24
Globules blancs (10^6/L)	Moyenne (+/- Sd)	5616 (+/- 2743,8)	6250 (+/- 3639,2)		
	Médiane	4950	5250	1,0	1,00-1,00
	Min-Max	1700-19700	1400-25400		
Lymphocytes (10^6/L)	Moyenne (+/- Sd)	1880 (+/- 1231,8)	2069 (+/- 1636,4)	1,0	
	Médiane	1539	1640		1,00-1,00
	Min-Max	462-8433	403-13994		
Neutrophiles (10^6/L)	Moyenne (+/- Sd)	3339 (+/- 2214,9)	3602 (+/- 2405,4)	1,0	
	Médiane	2726	2930		1,00-1,00
	Min-Max	779-15051	488-19456		

Tableau XVII. Résultats de la régression logistique incluant toutes les variables à tester afin d'évaluer les différents tableaux cliniques et biologiques dans la population confirmée : estimation des proportions dans chaque groupe ainsi que des

3.3.3. Recherche des facteurs de risque et des facteurs prédictifs de sévérité dans une population respectant la survenue des signes cliniques et de la sévérité

Une sous population des "cas confirmés" de 86 patients respectant la temporalité survenue des signes cliniques et biologiques et apparition de la sévérité a pu être identifiée. 39 (45,3%) des enfants étaient considérés comme sévères et 47 (54,7%) comme non sévères. Cette sous population était comparable à la population "cas confirmés" au regard du sexe (respectivement 50,0% et 49,0% dans la sous population et chez les cas confirmés), du groupe ethnique (100,0% et 98,1% de vietnamiens), du district de Long Xuyen (33,7% et 28,5%), de l'âge (9,0 ans +/- 2,86 et 8,8 +/- 3,24) et de l'IMC (14,6 kg/m² +/- 2,45 et 14,7 +/- 2,66). (Tableau XVIII)

De plus, les signes cliniques les plus fréquemment observés dans cette sous population étaient les mêmes que chez les cas confirmés, mais dans des proportions parfois différentes. Etaient majoritairement comptés les signes suivants : les maux de tête (respectivement 39,5% et 36,3% dans la sous population et chez les cas confirmés), les vomissements (45,3% et 60,1%), les malaises (15,1% et 28,3%), l'injection conjonctivale (83,7% et 65,9%) ; l'hépatomégalie (37,2% et 61,4%) et les douleurs abdominales (25,6% et 33,0%).

Variable		Cas confirmés (n=572) n (%) ou moyennes	Sous population confirmée (n = 86) n (%) ou moyennes
Sexe	Masculin	280 (49,0)	43 (50,0)
	Féminin	292 (51,0)	43 (50,0)
Groupe ethnique	Vietnamien	561 (98,1)	86 (100,0)
	Khmers	11 (1,9)	0 (0,0)
District	Long Xuyen	163 (28,5)	29 (33,7)
	Autres	409 (71,5)	57 (66,3)
Age (années)	Moyenne (+/- Sd)	8,8 (+/- 3,24)	9,0 (+/- 2,86)
	Médiane	9,0	9,0
	Min-Max	0-15	4-14
IMC (kg/m²)	Moyenne (+/- Sd)	14,7 (+/- 2,66)	14,6 (+/- 2,45)
	Médiane	14,2	14,3
	Min-Max	6,9-32,9	8,5-23,1

Tableau XVIII. Principales caractéristiques et données démographiques des groupes "cas confirmés" et "sous population confirmée"

Une régression logistique a ensuite été réalisée afin d'évaluer les facteurs de risque et les facteurs prédictifs de sévérité dans cette population. Comme nous pouvons le constater dans le Tableau XIX, aucun résultat n'étais significatif (p > 0,05). Les cas sévères et non sévères étaient comparables au regard du sexe (respectivement 46,2% et 53,2% chez les cas sévères et non sévères), de l'âge (9,1 ans +/- 2,64 et 8,9 +/- 3,05), de la période d'inclusion dans l'étude (48,7% et 53,2%), des concentrations sanguines de globules blancs (5797 10^6/l +/- 2242,1 et 5825 +/- 2641,1), neutrophiles (3792 10^6/l +/- 1962,2 et 3460 +/- 2209,9) et lymphocytes (1656 10^6/l +/- 743,5 et 1923 +/- 1117,4), de l'infection secondaire (43,6% et 48,9%), des maux de tête (35,9% et 49,6%), et de l'hépatomégalie (35,9% et 38,3%).

Bien qu'aucun résultat ne fût statistiquement significatif, des tendances étaient observées. La vaccination contre l'encéphalite japonaise semblait être un facteur de risque de sévérité (25,6% des enfants sévères vaccinés contre 17,0% chez les non sévères ; OR = 1,7 ; IC 95% = 0,59-4,79). Les vomissements (51,3% de cas sévères contre 40,4% non sévères ; OR = 1,6 ; IC 95% = 0,66-3,65), les douleurs abdominales (30,8% et 21,3% ; OR = 1,6 ; IC 95% = 0,62-4,36), les malaises (17,9% et 12,8% ; OR = 1,5 ; IC 95% = 0,46-4,89) et l'injection conjonctivale (87,2% et 80,9% ; OR = 1,6 ; IC 95% = 0,49-5,28) semblaient être des facteurs prédictifs de sévérité.

		Cas non sévères (n=47) No (%) ou moyennes	Cas sévères (n=39) No (%) ou moyennes	OR	95% IC
Variables					
Sexe	Masculin	22 (46,8)	21 (53,8)	0,7	0,32-1,77
	Féminin	25 (53,2)	18 (46,2)		
Age	Moyenne (+/- Sd)	8,9 (+/- 3,05)	9,1 (+/- 2,64)	1,0	0,89-1,20
	Médiane	9,0	9,0		
	Min-Max	4,0-14,0	5,0-14,0		
Saison humide		25 (53,2)	19 (48,7)	0,8	0,36-1,96
IMC	Moyenne (+/- Sd)	14,3 (+/- 2,68)	15,0 (+/- 2,11)	0,6	0,25-1,58
	Médiane	14,0	14,6		
	Min-Max	8,5-23,1	12,0-22,4		
Historique de VEJ		8 (17,0)	10 (25,6)	1,7	0,59-4,79
Globules blancs	Moyenne (+/- Sd)	5825 (+/- 2641,2)	5797 (+/- 2242,1)	1,0	1,00-1,00
	Médiane	5000	5200		
	Min-max	2000-13500	1700-10900		
Neutrophiles	Moyenne (+/- Sd)	3460 (+/- 2209,9)	3792 (+/- 1962,2)	1,0	1,00-1,00
	Médiane	2911	3494		
	Min-Max	805-10692	729-8816		
Lymphocytes	Moyenne (+/- Sd)	1923 (+/- 1117,4)	1656 (+/- 743,5)	1,0	1,00-1,00
	Médiane	1721	1451		
	Min-Max	796-5590	475-3219		
Infection secondaire		24 (48,9)	17 (43,6)	1,2	0,54-2,91
Maux de tête		20 (42,6)	14 (35,9)	0,8	0,32-1,81
Hépatomégalie		18 (38,3)	14 (35,9)	0,9	0,37-2,17
Vomissements		19 (40,4)	20 (51,3)	1,6	0,66-3,65
Douleurs abdominales		10 (21,3)	12 (30,8)	1,6	0,62-4,36
Injection conjonctivale		38 (80,9)	34 (87,2)	1,6	0,49-5,28
Malaises		6 (12,8)	7 (17,9)	1,5	0,46-4,89

Tableau XIX. Résultats de la régression logistique incluant toutes les variables à tester afin d'évaluer les facteurs de risque et les facteurs cliniques et biologiques prédictifs de sévérité dans la sous population confirmée : estimation des proportions dans chaque groupe ainsi que des p, OR et IC 95%

3.3.4. Age et sévérité

L'âge est connu pour être un facteur de risque de sévérité. Même s'il n'apparaissait pas comme un facteur de risque dans la population confirmée (moyennes respectives de 8,8 ans +/- 3,35 et 9,0 +/- 2,97 chez les cas sévères et non sévères), il nous a paru intéressant de nous pencher sur ce critère.

Nous avons d'abord décrit les principales caractéristiques et manifestations cliniques et biologiques chez les 14 enfants âgés de 0 à 1 an. La plupart des sujets étaient des filles (10/14) et étaient sévères (14/14). Ces enfants présentaient essentiellement une hépatomégalie (13/14), des signes de fuite plasmatique (10/14), un taux de plaquettes < 75.10^3 / mm^3 (11/14), des signes gastro-intestinaux (9/14), un épisode hémorragique (11/14) et une injection conjonctivale (7/14). (Tableau XX)

Variables	1	2	3	4	5	6	7	8	9	10	11	12	13	14
Sexe féminin	x		x		x	x	x	x	x	x	x	x		
Malaise	x		x		x								x	x
Agitation	x	x												
Toux		x										x		
Hépatomégalie	x	x	x	x	x	x	x	x	x	x	x		x	x
Injection conjonctivale	x		x	x	x			x					x	x
Fuite plasmatique	x	x		x		x	x	x		x	x		x	x
Choc		x								x	x		x	x
Plaquettes < 75	x	x	x	x	x			x	x	x	x		x	x
Episode hémorragique	x	x	x	x		x		x		x	x	x	x	x
Signes gastro-intestinaux	x	x	x		x			x	x			x	x	x
Sévérité	x	x	x	x	x	x	x	x	x	x	x	x	x	x
Infection secondaire				x					-	x	x	x		
Sérotype	2	2	-	-	-	2	-	-	-	-	4	-	-	-

Tableau XX. Description des données démographiques et principales manifestations cliniques et biologiques chez les enfants ayant entre 0 et 1 an

De plus, l'incidence de la dengue chez les 0-14 ans dans le district de Long Xuyen était de 510,6 / 100 000 et était la plus élevée chez les 5-9 ans suivie des 10-14 : respectivement 92,9 chez les nourrissons (< 1 an), 60,8 chez les 1-4, 299,9 chez les 5-9 et 236,4 chez les 10-14.

Enfin, même si l'âge en groupe n'était pas directement associé à la sévérité, nous avons pu montrer que certains groupes d'âge étaient plus directement concernés par des manifestations cliniques ou biologiques sévères. En effet, comme nous pouvons le constater sur la figure 12, il existait des différences statistiquement significatives entre les enfants âgés de 0 à 5 ans, 6 à 10 ans et 11 à 15 ans. Ainsi, les enfants âgés de 0 à 5 ans suivis des 6 à 10 ans présentaient plus fréquemment des signes de choc (respectivement 44,6%, 36,1% et 19,3% chez les 0-5 ans, 6-10 ans et 11-15 ans), des syndromes de fièvres hémorragiques (42,4%, 31,9% et 22,9%), des thrombocytopénies $\leq 75.10^3$ / mm^3 (51,1%, 39,9% et 33,9%) et une variation d'hématocrite $\geq 20\%$ (56,5%, 45,8% et 37,5%) que les patients ayant entre 11 et 15 ans.

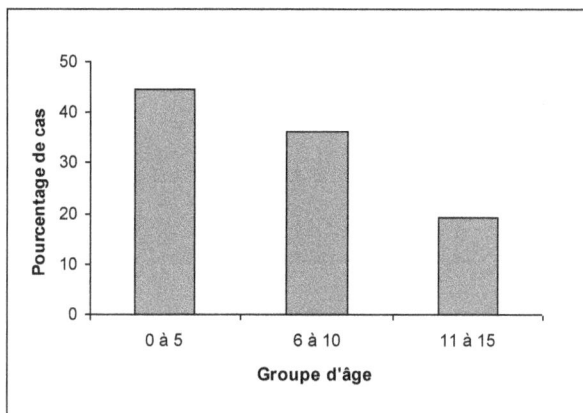

Graphique représentant le pourcentage de cas de chocs en fonction du groupe d'âge

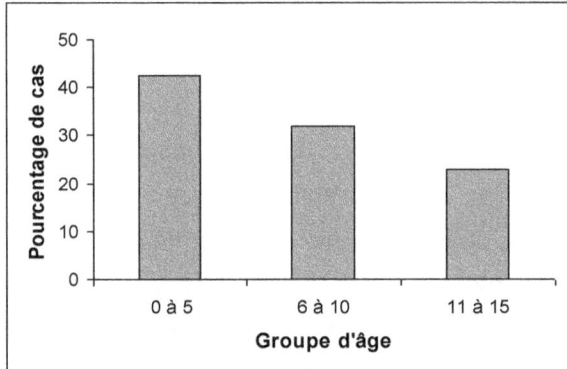

Graphique représentant le pourcentage de cas de fièvres hémorragiques en fonction du groupe d'âge

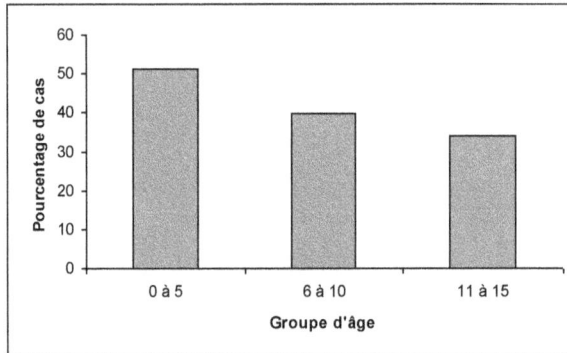

Graphique représentant le pourcentage de cas de thrombocytopénies < 75 en fonction du groupe d'âge

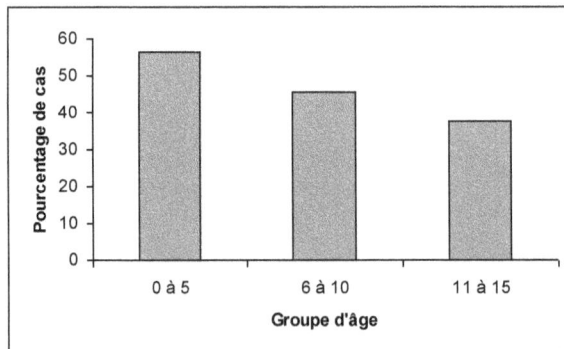

Graphique représentant le pourcentage de cas ayant une variation d'hématocrite ≥ 20% en fonction du groupe d'âge

Variable	0 à 5 ans (n = 92) No (%)	6 à 10 ans (n = 288) No (%)	11 à 15 ans (n = 192) No (%)	p
Choc	41 (44,6)	104 (36,1)	37 (19,3)	0,00
Fièvre hémorragique	39 (42,4)	92 (31,9)	44 (22,9)	0,00
Plaquettes < 75	47 (51,1)	115 (39,9)	65 (33,9)	0,02
Variation d'hématocrite ≥ 20%	52 (56,5)	152 (45,8)	72 (37,5)	0,01

Figure 12. Graphiques et tableau permettant d'évaluer la sévérité de la dengue en fonction du groupe d'âge

3.3.5. Description des cinq cas de décès

Dans un dernier temps, il nous a paru intéressant d'étudier les principales caractéristiques des 5 cas de décès même si aucune comparaison statistique n'était possible du faible du trop faible effectif de ce groupe. Nous avons ainsi pu constater que ces enfants avaient tous moins de 10 ans. La plupart étaient des filles (4/5) et présentaient essentiellement un choc (5/5), des signes de fuite plasmatique (5/5), des troubles gastro-intestinaux (5/5), une hépatomégalie (5/5), une injection conjonctivale (4/5), un taux d'hématocrite > 44% (5/5), une thrombocytopénie ≤ 75.10^3 / mm^3 (4/5), un épisode hémorragique (4/5), une fièvre hémorragique (4/5), et tous ceux pour lesquels l'identification virale avait été possible étaient infectés par le sérotype 2. (Tableau XXI)

Variable	1	2	3	4	5
Age	6	2	4	5	8
Sexe féminin	×		×	×	×
Historique VEJ				×	
Rash			×		
Malaise		×			×
Agitation		×			
Toux			×		
Hépatomégalie	×	×	×	×	×
Injection conjonctivale	×	×	×	×	
Signes gastro-intestinaux	×	×	×	×	×
Plaquettes < 75		×	×	×	×
Fuite plasmatique	×	×	×	×	×
Episode hémorragique		×	×	×	×
Choc	×	×	×	×	×
Fièvre hémorragique		×	×	×	×
Sérotype	2	-	2	2	2
Infection secondaire	×		×	×	

Tableau XXI. Description des données démographiques et principales manifestations cliniques et biologiques chez 5 cas de décès

4. Discussion

4.1. Dengue et définition OMS

Dans la perspective de la préparation d'un futur essai d'efficacité vaccinale contre la dengue, nous avons utilisé au sein de ce travail les données d'une étude prospective menée chez des enfants hospitalisés dans un hôpital d'An Giang au Vietnam. Elle nous a permis de décrire les différentes manifestations et facteurs de risque associés à la sévérité de la dengue et les différences entre sérotypes afin d'améliorer une surveillance épidémiologique de cette infection au Vietnam et de développer de nouvelles définitions de sévérité pour de futurs essais d'efficacité. Nous avons choisi dans ce travail de classer les enfants ayant une infection confirmée de dengue soit en cas sévères soit en cas non sévères. L'utilité d'une telle définition n'est pas limitée aux essais évaluant l'efficacité du vaccin de la dengue. Elle devrait également faciliter la surveillance après la mise sur le marché du vaccin ainsi que les comparaisons d'incidence entre régions et entre pays. En effet, en suivant les définitions OMS nous avons constaté que seuls 8,4% des cas confirmés étaient des cas simples de dengue sans aucun signe hémorragique, de fuite plasmatique ou de thrombocytopénie. A l'autre extrême du spectre de sévérité établie par l'OMS, seulement 30,6% présentaient les quatre critères de fièvre hémorragique. Les 60% restants ne répondaient pas à l'ensemble des items de l'OMS mais étaient des "fièvres hémorragiques approchantes" avec des degrés variables de sévérité. Ainsi, une proportion non négligeable de chocs (35%) était observée chez les enfants avec une "fièvre hémorragique approchante" c'est-à-dire chez ceux présentant entre 2 et 3 critères OMS sur les 4. Les notions OMS de fièvre hémorragique et de syndrome de choc paraissaient donc insuffisantes et trop restrictives. Comme nous l'avons vu dans le chapitre 1, des équipes telles que celles de Rigau Perez [10], Balmaseda [11] ou Bandyopadhyay [13] ont eu les mêmes conclusions. Parmi les syndromes sévères de dengue ne répondant pas à la définition OMS de sévérité, des manifestations dites inhabituelles telles que des encéphalopathies, insuffisance hépatique ou cardiomyopathie présentaient aussi un mauvais pronostic. [11] De plus, la forte expérience des médecins concernant la dengue pouvait affecter le diagnostic final, limite pratique à l'utilisation du système de classification OMS en routine (ex: mise en route rapide d'un traitement de remplissage vasculaire qui pouvait masquer les variations des taux d'hématocrite et ainsi modifier le statut final du malade ou test du Tourniquet pas toujours réalisé), donnée confirmée dans l'étude d'Harris. [27] L'utilisation des définitions OMS peut donc être largement remise en question du fait d'un manque de sensibilité en rapport avec la sévérité ainsi que de définitions pas toujours adaptées à la réalité clinique du terrain. C'est pourquoi nous avons pensé qu'il serait plus approprié de définir une infection confirmée de dengue sévère comme l'association d'une fièvre et d'un choc, ou de signes de fuite plasmatique, ou d'une thrombocytopénie $\leq 100.10^3$ / mm^3, ou d'une hémorragie gastro-intestinale. En l'appliquant à notre étude, les cas sévères représentaient 71% de la population confirmée.

4.2. Dengue et sérotype

Comme nous l'avons exposé dans le chapitre 1, la dengue est une maladie hyperendémique en Asie du Sud Est. Les quatre sérotypes du virus de la dengue circulent de manière simultanée et continue; l'un d'entre eux est prédominant de façon cyclique et est à l'origine d'épidémies modérées à sévères. [61] Entre 1987 et 2002 (année du lancement de notre étude), la circulation des sérotypes a changé au Vietnam. En effet, DEN-2 était responsable de l'épidémie de 1987. De 1990 à 1995, DEN-1 était le sérotype le plus présent alors que DEN-3 était prépondérant en 1998. [61] Puis, l'incidence des infections à DEN-2 a augmenté à nouveau à partir de 1999 et le sérotype 2 a été observé comme étant prédominant en 2002 et en 2003 (Tableau VI). Une question encore mal élucidée se pose sur les éventuelles différences cliniques et biologiques entre les différents sérotypes du virus de la dengue. Bien que ces derniers puissent présenter des profils cliniques et épidémiologiques variables, peu d'études ont défini précisément quelles caractéristiques cliniques étaient associées à un sérotype donné. Quelques équipes ont montré, en tenant uniquement compte des définitions OMS, que DEN-2 et DEN-3 provoquaient des infections plus sévères que les autres et que DEN-4 était à l'origine de maladies à sévérité moyenne. Certains génotypes spécifiques d'un sérotype donné ont également été associés à des épidémies de fièvre hémorragique, mais aucune corrélation avec des caractéristiques cliniques précises n'a été rapportée. L'un des principaux objectifs de ce travail était donc de voir si les tableaux cliniques et biologiques et les données démographiques variaient d'un sérotype à l'autre.

Dans notre étude, les quatre sérotypes de la dengue ont été observés avec une nette prédominance de DEN-2 (71,5%). Bien que le sérotype infectant ne fût identifié que pour 33% des cas confirmés de dengue, la population avec "isolation virale" présentait les mêmes caractéristiques générales que l'ensemble de la population "confirmée", ce qui nous a permis d'éliminer un biais de sélection. Ce groupe était en effet représentatif de la population positive de dengue au regard de l'âge, du sexe, du groupe ethnique, du district et de l'IMC.

Les infections à sérotype 1, 2 et 4 étaient comparables au regard du sexe et de l'âge, hypothèse confirmée dans l'étude de Balmaseda. [24] Les profils des périodes d'inclusion et de durée d'hospitalisation des enfants étaient superposables. Les malaises, l'injection conjonctivale, les signes de fuite plasmatique et les maux de tête étaient présents en des proportions similaires au sein de chaque groupe.

Nous avons trouvé que les infections de DEN-2 étaient plus souvent associées à des manifestations sévères que les autres: plus grand nombre de chocs, augmentation de la perméabilité vasculaire (variation d'hématocrite ≥ 20%) plus fréquente et taux de plaquettes plus bas. De plus, les quelques cas de décès, d'ascite ou d'œdèmes, de pression sanguine non détectable et d'extrémités froides étaient uniquement décrits dans les infections de dengue 2. Les infections à dengue 1 étaient quant à elles plutôt caractérisées par des tableaux cliniques et biologiques de sévérité moyenne. Les taux de globules blancs et de neutrophiles étaient significativement plus bas en comparaison aux infections à DEN-2 et DEN-4. Les enfants avec une DEN-1 présentaient plus d'épisodes hémorragiques et semblaient plus atteints de vomissements que les autres. Les infections à sérotype 4 paraissaient moins sévères que les autres: moins de douleurs abdominales et de signes hépatiques étaient comptés, signes décrits comme étant prédictifs de syndrome de choc par Pham et son équipe. [16] La proportion de cas sévères était également inférieure à celle des autres malgré des résultats non significatifs. Hormis pour la variable infection secondaire, nos conclusions étaient proches des données de la littérature. Balmaseda et son équipe ont rapporté au Nicaragua que DEN-2 était prédominant chez les patients avec une infection secondaire, un choc, une hémorragie interne alors que DEN-1 était plus souvent associé à une augmentation de la perméabilité vasculaire, à des épisodes hémorragiques de gravité moyenne et à l'infection primaire. [24] Dans une étude menée chez des patients thaïlandais, Vaughn a montré que les infections à dengue 2 étaient associées à un index plus important d'épanchement pleural et à des proportions plus élevées de fièvre hémorragique que ceux avec une infection secondaire à DEN-1, DEN-3 ou DEN-4. [31] Nisalak a observé que les quatre sérotypes de dengue circulaient de manière continue en Thaïlande avec un émergent, que chacun avait des caractéristiques particulières, provoquant ainsi des épisodes épidémiques d'intensité modérée à sévère. DEN-2 et DEN-3 étaient ainsi associés aux infections sévères de dengue alors que DEN-4 était plutôt observé dans les cas d'infection secondaire. [25] Des résultats similaires ont été rapportés en Indonésie. [37] Endy a quant à lui montré que tous les sérotypes produisaient des syndromes sévères, bien que DEN-3 fût plus associé à des symptômes graves que les autres. [72] Il ne faut pas oublier que la séquence des sérotypes impliquées dans les infections successives d'un individu peut aussi influencer la sévérité de la maladie ainsi que les différentes manifestations cliniques [58]; ce paramètre n'a toutefois pas pu être évalué dans notre étude.

De plus, les enfants infectés par le sérotype 2 étaient significativement moins fréquemment vaccinés contre l'encéphalite japonaise que les autres et avaient plus de manifestations cliniques sévères. Ils paraissaient donc être moins bien protégés contre l'infection de dengue. Cependant, ces résultats doivent être interprétés avec précaution car cette donnée a été évaluée par interrogatoire et pourrait ainsi être biaisée.

Pour finir, l'infection secondaire avait étonnamment tendance à être plus importante chez les enfants avec une DEN-1 que ceux avec un sérotype 2, résultat contradictoire comme nous l'avons vu avec la littérature. Messer a en effet observé que l'émergence de la fièvre hémorragique au Sri Lanka était dramatique et persistante. Les résultats de son étude ont montré que ce phénomène n'était pas associé au changement de la distribution des sérotypes, à l'intensité de la transmission ou à la proportion d'infections secondaires. Ceci donne donc de la crédibilité à l'hypothèse suggérée par Rosen, Gubler et les autres selon laquelle la souche virale pourrait être un important facteur de risque de sévérité. [73]

Nos premiers résultats basés sur cette année d'étude mettent donc en évidence un processus complexe impliqué dans la circulation des virus de la dengue et des caractéristiques propres à chaque sérotype au regard de la sévérité des infections de ce microorganisme. Tout ceci met l'accent sur la complexité de la transmission de ce virus et sur la pathogénicité permettant d'expliquer les cas sévères. Notre étude renforce ainsi le concept que chaque sérotype doit être considéré comme un virus à part entière avec ses propres caractéristiques, sa propension à produire des cas de dengue en la présence ou en l'absence d'anticorps hétérotypiques et de sa capacité de générer des infections à gravité modérée à sévère. Il est alors facile de comprendre qu'une surveillance virologique continue pour une détection rapide des sérotypes émergents au cours d'une épidémie est nécessaire dans les zones endémiques afin d'anticiper les années à infection de dengue sévère et d'évaluer au mieux l'efficacité des vaccins en voie de développement. Cette étude démontre également que l'épidémiologie de la dengue peut varier d'un pays à l'autre et probablement d'un sérotype et d'une souche virale à l'autre, soulignant alors l'importance d'identifier le plus précisément possible les caractéristiques des épidémies de dengue des différentes régions du globe.

4.3. Tableaux cliniques et biologiques associés à sévérité

Notre second objectif était d'évaluer les différentes manifestations cliniques et biologiques associées à la sévérité. Les enfants dits sévères étaient deux à trois plus à risque de développer une hépatomégalie, un malaise et des douleurs abdominales alors que les infections modérées étaient deux fois plus associées à l'injection conjonctivale. Bien que les résultats ne fussent pas significatifs, les enfants avec une simple fièvre de dengue paraissaient présenter plus de maux de tête alors que les patients avec une infection grave semblaient présenter plus de signes de vomissements. Ces deux populations étaient comparables d'un point de vue biologique: les concentrations de globules blancs, lymphocytes et neutrophiles étaient similaires. Il nous a également paru intéressant de décrire les cinq cas de décès et de déterminer quels signes étaient les plus fréquemment observés même si aucune analyse statistique n'était possible du fait d'un trop faible effectif. Tous présentaient des troubles gastro-intestinaux (douleurs abdominales, nausées et vomissements, diarrhées) et une hépatomégalie. De la même manière, nous avons décrit les quatorze cas de dengue chez les 0 à 1 an, sachant qu'il s'agit d'une population particulièrement sensible à l'infection de la dengue. Ils étaient tous des cas sévères. Plus de 60% présentaient une hépatomégalie et des signes gastro-intestinaux.

Des résultats identiques ont été décrits dans d'autres études. Dans une étude conduite en Indonésie, les signes gastro-intestinaux étaient plus particulièrement fréquents chez les enfants avec une fièvre hémorragique. L'hépatomégalie était observée chez 50% des enfants, taux comparable à celui de la plupart des études menées dans le monde. [15] Shah et son équipe ont également montré au Bangladesh que si un enfant présentait de la fièvre associée à des vomissements, des douleurs musculosquelettales, une hépatomégalie, une faible concentration plaquettaire et un taux d'hématocrite élevé, un diagnostic de fièvre hémorragique devait être envisagé. [17] L'OMS affirme enfin que le foie est souvent palpable au tout début de la phase fébrile de l'infection de dengue et sa taille varie de 2 à 4 centimètres sous la marge costale. Bien que la taille du foie ne soit pas corrélée à la sévérité, une hépatomégalie est plus fréquemment observée chez les cas avec choc que ceux sans choc. [3]

Des tableaux cliniques simples associés à la sévérité sont donc à identifier afin d'évaluer l'efficacité du vaccin contre la dengue sur des populations dites sévères. Alors que d'un point de vue de santé publique et de prévention une meilleure connaissance de la sévérité des infections de dengue est une priorité, cette notion est considérée comme un critère d'efficacité secondaire pour le domaine de la vaccinologie. Après avoir démontré l'efficacité d'un vaccin en s'appuyant sur des données d'incidence, une meilleure appréhension de la notion de sévérité permettrait d'évaluer l'impact du vaccin sur la morbidité et la mortalité de cette maladie. Une meilleure identification des tableaux cliniques et biologiques associés à la sévérité permettrait également d'améliorer la prise en charge des patients souffrant de syndromes sévères tels que le choc. La détection rapide de signes cliniques simples à diagnostiquer (il est parfois plus facile de diagnostiquer une hépatomégalie que de réaliser dosage d'hématocrite par exemple) améliorerait nettement le pronostic des patients et permettrait la mise en place d'un traitement adapté.

4.4. Facteurs de risque et signes prédictifs de sévérité

Mieux appréhender les différences entre individus relatives au risque d'être infecté et à la sévérité en tenant compte des données démographiques, cliniques et biologiques est un élément important pour les programmes de santé publique ainsi que pour l'évaluation de l'efficacité d'un vaccin. Evaluer les facteurs de risque permet d'établir des groupes à risque susceptibles de développer une infection sévère mais permet aussi de décrire et suivre l'évolution d'un problème de santé et de connaître ses caractéristiques, de détecter des épidémies ou l'émergence de nouveaux problèmes de santé et d'alerter, d'évaluer l'efficacité d'une mesure de contrôle ou de prévention et d'élaborer et tester des hypothèses. Notre dernier objectif a donc été d'évaluer l'existence de facteurs de risque ou de signes prédictifs de sévérité.

Aucune association positive au regard de l'IMC n'a d'abord été montrée dans la population confirmée entre les enfants ayant une infection sévère ou non sévère. L'IMC n'apparaît donc pas être un facteur de risque, ce qui semble cohérent avec les données vietnamiennes publiées par Nguyen. [48]

La plupart des études ont pu démontrer que l'infection secondaire était un facteur de risque. [8,24,48,58] Cependant, les cas sévères étaient décrits dans notre étude dans des proportions similaires chez des enfants ayant une infection primaire ou secondaire et ce en utilisant notre nouvelle définition de sévérité ou celle de l'OMS. Harris et son équipe ont également observé que l'infection secondaire n'était associée ni aux cas de fièvre hémorragique ni aux cas de dengue avec des signes associés au choc. Un pourcentage plus élevé de fièvres hémorragiques (15%) au cours des infections primaires que la normale (10%) et un taux élevé d'infections secondaires chez les cas non sévères a été rapporté, tout comme dans notre étude. La présence de signes de sévérité chez les patients avec une infection primaire pourrait être liée à la virulence de la souche virale et de son sérotype, hypothèse longtemps proposée comme une alternative à celle de la "facilitation immunologique". [27] D'autres études ont montré que les infections à DEN-3 provoquaient des fièvres hémorragiques dans le cas d'infections primaires. Certains auteurs ont ainsi supposé que les déterminants de sévérité pouvaient différer entre les infections primaires et secondaires. [27] Le pourcentage élevé d'infections secondaires aussi bien pour les cas sévères que non sévères contribue à dire que la sévérité de la maladie n'est pas systématiquement associée au statut immunitaire de l'individu.

Les résultats de notre étude ont montré que le ratio masculin/féminin était identique aussi bien pour les cas sévères que non sévères, et par conséquent que le sexe ne pouvait pas être considéré comme un facteur de risque dans cette population vietnamienne. Ceci est confirmé dans différentes études dans lesquelles il n'existait pas de différence statistiquement significative entre les proportions d'enfants masculins et féminins atteints de fièvre hémorragique ou de choc ou de complications de fièvre hémorragique telles que les insuffisances respiratoires ou les encéphalopathies. [21,24]

L'infection de dengue est connue pour être une maladie de l'enfance et est une importante cause d'hospitalisation pédiatrique en Asie du Sud-Est. L'âge est connu pour être un facteur de risque de fièvre de dengue hémorragique sévère et de décès. [24,34] Il est donc important à ce stade de déterminer quels sont les groupes d'âge les plus touchés par l'infection de dengue afin de déterminer les populations les plus à risque de développer des infections sévères. En effet, la plupart des cas de choc liés à la dengue sont observés chez les enfants âgés de moins de 10 ans. D'un point de vue épidémiologique, au cours de l'épidémie d'infection secondaire par le virus à sérotype 2 documentée à Cuba en 1981, le groupe d'âge vulnérable pour le syndrome de choc lié à la dengue était celui de 4 à 12 ans. [16] Dans l'étude menée par Balmaseda, les enfants âgés de 5 à 9 ans étaient le groupe d'âge le plus touché par les infections de dengue. [24] Pham a observé que l'âge moyen des enfants atteints de syndrome de choc lié à la dengue était plus bas que celui des enfants atteints de dengue hémorragique sans choc. [16] Des résultats similaires ont été observés dans notre étude. L'incidence de la dengue chez les enfants de 5 à 9 ans était la plus élevée suivie de celle des 10 à 14 ans puis de celle des 0 à 4 ans. De plus, l'âge n'apparaissait pas être un facteur de risque en utilisant notre définition de sévérité. Compte tenu des résultats alors discordants avec la littérature qui décrivaient l'âge comme un réel facteur de risque, il nous a alors paru intéressant de voir si certains groupes d'âges présentaient des signes cliniques et biologiques plus sévères que les autres. Nous avons ainsi pu montrer que les enfants âgés de 0 à 5 ans suivis des 6 à 10 ans et des 11 à 15 ans présentaient significativement plus de chocs, de fièvres hémorragiques, de thrombocytopénies < 75.10^3 / mm^3, et de variation d'hématocrite ≥ 20%.

Bien que la sous population respectant la temporalité survenue des signes cliniques et apparition de la sévérité n'existait que pour 15% des cas, ce groupe issu de la population confirmée initiale présentait les mêmes caractéristiques démographiques que l'ensemble de la population "confirmée" au regard du sexe, de l'âge, du district, de l'IMC et du groupe ethnique. Une régression logistique a alors été réalisée afin d'étudier les signes cliniques et biologiques prédictifs de sévérité. Même si aucun résultat n'était statistiquement significatif, des tendances ont pu être notées : les douleurs abdominales, les malaises et les vomissements paraissaient être prédictifs de la sévérité de la maladie, ce qui concordait avec les tableaux cliniques associés à la sévérité observés précédemment et avec la littérature. Pham a par exemple recommandé de surveiller plus particulièrement les patients atteints de dengue en cas d'objectivation d'indicateurs tels que la présence de douleurs abdominales, une hépatomégalie, un refroidissement des extrémités, une valeur du taux d'hématocrite supérieure à 50%, une numération plaquettaire < 75.10^3 / mm^3, et une réinfection par le virus de la dengue. [16] D'autres ont montré que la survenue de douleurs abdominales intenses, de vomissements persistants et de léthargie ou agitation marquée nécessitait la mise en place rapide d'une thérapie adaptée. [10,14]

Au cours des vingt dernières années, différentes études ont investigué les facteurs de risque associés à la sévérité de la dengue. Les différents facteurs identifiés pouvaient varier en fonction du lieu d'investigation, des sérotypes du virus de la dengue circulant et de leurs génotypes, d'une précédente exposition à une infection de dengue, et des données climatiques. Les caractéristiques changeantes de l'infection de dengue retiennent donc particulièrement l'attention des chercheurs. L'âge, la diffusion de la maladie dans les milieux ruraux, les déterminants sociaux, biologiques et cliniques ont une implication majeure pour les programmes de santé et les stratégies de contrôle de la maladie. Dans ce contexte, il nous a paru important d'évaluer aussi bien les facteurs de risque que les différents tableaux et les facteurs prédictifs cliniques et biologiques permettant de diagnostiquer un cas sévère de dengue. La classification OMS étant régulièrement revisitée, il était intéressant de développer une nouvelle définition de sévérité plus large. L'identification de signes cliniques et biologiques plus pratiques survenant avant un diagnostic de sévérité permettrait d'identifier les enfants avec une infection sévère plus rapidement, ce qui conduirait à améliorer leur prise en charge. Ces tableaux pourraient aussi être utilisés pour mesurer l'efficacité du vaccin contre la dengue sur les données de morbidité et mortalité. De plus, une meilleure connaissance des facteurs de risque démographiques de sévérité permettrait d'améliorer l'efficacité des programmes de contrôle et d'établir des groupes à risque à cibler par la vaccination. Des études épidémiologiques multicentriques supplémentaires en population générale avec des objectifs clairs doivent donc être mises place afin de mieux expliciter ces problématiques.

4.5. Limites de l'étude

Notre étude présentait cependant un certain nombre de biais:

- Biais de sélection :
  - Biais de recrutement : l'admission à l'hôpital est un biais de sélection. Les patients hospitalisés étaient plus enclins à souffrir de différentes pathologies et de manifestations sévères que les patients sains. La population cas " non sévères" n'était donc probablement pas représentative de la population générale vietnamienne. En effet, les enfants hospitalisés souffrant certainement de signes cliniques et biologiques plus

graves que ceux de la population générale, il était plus difficile de trouver des différences entre les cas sévères et non sévères dans la population confirmée. Par exemple, l'infection secondaire apparaîtrait peut être comme un facteur de risque dans une population d'enfants scolarisés. De plus, même si le modèle comparant les différents tableaux cliniques et biologiques associés à la sévérité discriminait les données à un niveau acceptable, le pouvoir discriminant de ce modèle était peu important (AUC de la courbe ROC = 0,721). Ce résultat pourrait être du au fait que les enfants "non sévères" de notre étude souffraient de symptômes plus sévères que ceux de la population générale.

-   La temporalité apparition des signes cliniques et biologiques et de la sévérité n'était respectée que pour 86/572 enfants, soit 15% des cas confirmés. L'évaluation des signes prédictifs de sévérité était donc effectuée sur des échantillons de petite taille, ce qui limitait la validité de nos différences statistiques. La taille de cette population d'étude limitait donc la puissance de notre analyse statistique, ce qui explique que seules des tendances étaient observées et qu'aucun signe prédictif ou facteur de risque était statistiquement significatif.

- Biais d'information ou biais de mémorisation: Quand les données d'une variable sont systématiquement obtenues par interrogatoire, un biais d'information peut être observé. Un tel biais peut résulter en une sur ou sous-estimation du risque. Dans cette étude, les cas sévères tendaient à être plus souvent vaccinés contre l'encéphalite japonaise avec un OR supérieur à 1,5 dans la population confirmée respectant la temporalité signes cliniques-sévérité. Cependant, il a été montré que cette variable tendait à être un facteur protecteur dans la population confirmée. De même, les infections de dengue à sérotype 2 étaient plus sévères que les autres et la proportion de personnes vaccinées contre l'encéphalite japonaise était moins élevée dans ce groupe. Il est important de préciser à ce stade que la variable vaccination contre l'encéphalite japonaise a été évaluée par interrogatoire, biaisant très certainement les résultats. De la même manière, seulement 11 des 572 cas confirmés affirmaient être d'origine Khmer, variable certainement sous estimée du fait des problèmes d'entente entre Khmers et vietnamiens.

- Limites statistiques: plus de 50 tests ont été effectués afin de comparer les patients infectés par les sérotypes 1, 2 ou 4. Utiliser 50 tests statistiques avec un risque $\alpha = 5\%$ conduit au risque d'avoir 2 à 3 résultats faux.

Une autre limite de cette présente étude inclut la faible caractérisation du sérotype des patients confirmés. Nous avons seulement identifié 189/572 (33%) sérotypes des cas confirmés. Les comparaisons entre sérotypes étaient effectuées par conséquent sur des échantillons de petite taille, ce qui limitait la validité des différences mises en évidence avec une faible puissance de notre analyse statistique. Ceci peut expliquer le faible pouvoir discriminant du modèle comparant les sérotypes 2 et 1 + 4 (courbe ROC avec AUC = 0,663), même si notre modèle triait les données à un niveau acceptable.

4.6. Conclusion et perspectives

Comme nous l'avons abordé au début de ce travail, il est nécessaire de conduire des essais vaccinaux dans des zones géographiques où l'incidence de la dengue est suffisante (510,6 / 100 000 dans cette étude) afin de mesurer l'efficacité des vaccins contre la dengue en cours de développement. Des états des lieux épidémiologiques sont donc nécessaires. La considération la plus importante repose sur les données d'incidence de la maladie afin de tester l'efficacité vaccinale. La description des virus qui causent la maladie si possible sur plusieurs années ainsi que des données de mortalité peuvent être des points critiques. La collection de ces données implique directement les systèmes de surveillance. Les analyses par âge, sexe, saison, toutes les données sociodémographiques permettent de cibler les populations à risque. De plus, l'objectif des essais vaccinaux est de démontrer une efficacité quel que soit le sérotype de la dengue, d'où la nécessité de mettre en place de tels essais dans des zones où les quatre sérotypes de la dengue coexistent. Enfin, de façon générale, en Asie du Sud-Est, la cible potentielle d'un futur vaccin est constituée par les enfants chez qui la dengue est une des principales causes de mort et d'hospitalisation. Etablir des données d'incidences de sévérité dans ces populations paraît donc intéressant. Pour calculer cette incidence, des définitions précises de la maladie sont nécessaires.

En tenant compte de ces nécessités, nous avons donc montré dans cette étude que les infections à dengue 2 étaient plus associées à des manifestations sévères. De plus, avec l'application stricte des définitions OMS de fièvre hémorragique, nous avons montré que la proportion de cas sévères était sous estimée. Avec une nouvelle définition de sévérité, les patients sévères présentaient significativement plus d'hépatomégalies, de douleurs abdominales et de malaises. Aucun facteur de risque n'a été statistiquement associé à la sévérité bien que plus les enfants étaient jeunes, plus ils présentaient des signes graves de la maladie tels que le choc ou une thrombocytopénie. Cette étude démontre également que la présentation clinique de la dengue varie en fonction du sérotype et très certainement du génotype du virus, sachant que cette hypothèse n'a pu être vérifiée car l'analyse génotypique des souches infectantes de notre étude n'a pas été réalisée. Ces résultats fournissent donc un état des lieux épidémiologique global chez une population d'enfants vietnamiens hospitalisés.

Il nous paraît donc à ce stade essentiel de mener d'autres études en s'appuyant, comme nous l'avons fait, sur une nouvelle définition de sévérité, chez des enfants par exemple scolarisés et sur plusieurs sites différents afin d'éventuellement confirmer les hypothèses émises par cette étude et d'en finaliser d'autres sur des populations plus larges et plus représentatives de la population générale.

Conclusion

La dengue est une maladie qui menace presque la moitié de la population de la planète, et a un coût socio-économique excessif. De plus en plus de zones géographiques connaissent la circulation simultanée ou séquentielle de plusieurs sérotypes, augmentant ainsi le risque d'infections sévères ou compliquées. [1] Le vecteur principal de la dengue, *Aedes aegypti*, est présent dans la plupart des pays tropicaux. Les programmes de contrôle vectoriel ne sont pas toujours adaptés et efficaces. *Aedes albopictus*, plus tolérant au froid qu'*Aedes aegypti*, a récemment colonisé le nord de l'Italie et le sud du l'Amérique du Nord. L'impact de la dengue pourrait donc être étendu aux régions tempérées. [8] La croissance et la mobilité de la population à travers le monde ont résulté en une augmentation du risque de contact avec un vecteur compétent. De plus, aucun traitement n'est encore capable de réduire la virémie de la dengue. [58] Il y a un donc un besoin réel et pressant de faire face à la dengue. L'OMS et de nombreux gouvernements en font ainsi une priorité de santé publique.

Aujourd'hui avec l'explosion des cas en Asie du Sud-Est, une virulence accrue et une expansion de la maladie dans de nouvelles régions, la recherche pour un vaccin, à la fois soutenue par l'industrie, les gouvernements, le PDVI et autres, est devenue une nouvelle urgence. Il existe maintenant des bases scientifiques solides pour penser qu'un vaccin contre la dengue avec un ratio bénéfice/risque positif est possible. Les vaccins candidats les plus prometteurs sont aux dernières phases de développement clinique. Bien que les mécanismes de pathogenèse et de protection de la dengue ne soient pas entièrement clarifiés, la capacité de protection des candidats vaccin de la dengue a été associée à leur capacité à induire des réponses anticorps neutralisants, comme cela a déjà été rapporté pour d'autres vaccins viraux. Les études de phase I et II ont déjà été mises en place dans des populations exposées et les essais de phase III vont bientôt commencer.

Sanofi Pasteur est ainsi en train de développer un vaccin tétravalent destiné aux pays endémiques. Les études cliniques de tolérance et d'immunogénicité sont menées sur des populations exposées. Des essais d'efficacité sont également prévus. De tels essais sont très difficiles à conduire et sont lourds en termes de logistique et de coûts. Les principaux moteurs de la décision concernant l'importance en santé publique d'un tel vaccin sont l'impact de la maladie, les caractéristiques du vaccin en terme d'efficacité et de sécurité d'emploi, le coût de la vaccination, la faisabilité de l'adjonction du vaccin dans le schéma vaccinal, la demande sociale pour la vaccination contre la dengue et les effets indirects positifs ou négatifs d'une large vaccination sur la transmission de la maladie, en plus de l'effet protecteur direct pour les individus vaccinés.

Parallèlement à ces recherches précliniques entreprises pour identifier un candidat vaccin efficace et sûr, et à la mise au point de la phase de production du vaccin à l'échelle industrielle, les études épidémiologiques permettent de mieux connaître la maladie, la population ciblée, et d'identifier et quantifier le besoin en ce qui concerne la vaccination. Des informations épidémiologiques sont donc nécessaires afin de contribuer à une meilleure connaissance de l'épidémiologie de la dengue dans le monde et de sélectionner des sites à haut risque. Les études épidémiologiques ont notamment pour principaux objectifs d'estimer l'incidence de la dengue et de ses formes sévères chez les enfants vivant dans des zones à risque, d'évaluer la faisabilité des essais d'efficacité dans les zones suffisamment endémiques et sur les populations à risque, de surveiller la circulation du virus de la dengue avec ses différents sérotypes et de définir les critères clés cliniques et biologiques pour un diagnostic confirmé de cas sévère d'infection de dengue. Certaines questions telles que les populations cibles ou l'impact de la maladie sur l'homme se posent pour la préparation de tels essais. Elles préparent et fournissent ainsi les informations pour les phases de développement cliniques qui vont suivre.

Les résultats présentés dans ce travail apportent donc des réponses, ou du moins des débuts de réponses pour une expertise épidémiologique du futur vaccin contre la dengue. Nos résultats suggèrent en effet que les différents sérotypes de la dengue provoquent des infections avec un spectre clinique et de sévérité variés et variables. Ceci permet de démontrer la complexité de la transmission du virus de la dengue. Il est également important d'identifier les populations à risque, ainsi que l'âge et les principales manifestations cliniques et biologiques associées à la sévérité de la maladie afin d'améliorer nos connaissances concernant la pathogénèse de cette maladie. Cette étude permet de construire une ébauche de cadre dans lequel l'efficacité de ce nouveau vaccin pourra être testée dans sa capacité à prévenir les infections graves et la transmission contre les quatre sérotypes de la dengue. Ce travail soulève aussi quelques points encore à éclaircir avant de réaliser un essai d'efficacité. Ainsi, le rôle de la présence des anticorps neutralisants d'encéphalite japonaise lors d'une infection de dengue n'est pas encore très clair. Une analyse en sous groupe lors d'un essai d'efficacité sera peut être à envisager s'il s'avère que la présence d'anticorps neutralisants d'encéphalite japonaise serait protectrice pour une infection de dengue.

Des études de cohorte similaires à celles présentées dans ce travail devront être réalisées dans d'autres sites et sur des périodes plus longues. Il sera, en effet, difficile de montrer une efficacité du vaccin contre les quatre sérotypes du virus de la dengue simultanément dans une même région, étant donné qu'en général un sérotype circule de manière prépondérante dans une région à un moment donné et peut varier d'une région à l'autre et dans le temps. Elles permettront notamment de proposer le meilleur design d'étude afin d'estimer au mieux l'incidence de la maladie, d'établir une surveillance active de la dengue et de développer des définitions cliniques plus faciles à utiliser.

Ce travail nous a donc aisément permis de comprendre que l'épidémiologie est indispensable à toutes les phases de vie du développement du vaccin afin de produire des données d'incidence les plus précises possibles, d'identifier et de préparer des sites pour démontrer son efficacité, de démontrer que cette maladie est un problème mondial de santé publique et de répondre à des questions spécifiques.

BIBLIOGRAPHIE

1. www.who.int (site consulté le 15/12/08)

2. **Hombach J.** Vaccines against dengue: a review of current candidate vaccines at advanced development stages. Rev Panam Salud Publica 2007;21(4):254-60

3. **WHO.** Dengue Hemorrhagic Fever: diagnosis, treatment, prevention and control. 2nd edition. Geneva: World Health Organization 1997

4. **Strobel M, Lamaury I.** [Dengue fever: a review]. Rev Med Interne 2001;22(7):638-47

5. **Mackenzie JS, Gubler DJ, Petersen LR.** Emerging flaviviruses: the spread and resurgence of Japanese encephalitis, West Nile and dengue viruses. Nat Med 2004;10(12 Suppl):S98-109

6. **Stephenson JR.** Understanding dengue pathogenesis: implications for vaccine design. Bull World Health Organ 2005;83(4):308-14

7. **Chaudhry S, Swaminathan S, Khanna N.** Viral Genetics as a Basis of Dengue Pathogenesis.
   Dengue Bulletin – Volume 30, 2006

8. **Gubler DJ.** Dengue and dengue hemorrhagic fever. Clin Microbiol Rev 1998;11(3):480-96

9. **Kalayanarooj S, Vaughn DW, Nimmannitya S, Green S, Suntayakorn S, Kunentrasai N, et al.** Early clinical and laboratory indicators of acute dengue illness. J Infect Dis 1997;176(2):313-21

10. **Rigau-Perez JG.** Severe dengue: the need for new case definitions. Lancet Infect Dis 2006;6(5):297-302

11. **Balmaseda A, Hammond SN, Perez MA, Cuadra R, Solano S, Rocha J, et al.** Assessment of the World Helath Organization scheme for classification of dengue severity in Nicaragua. Am J Trop Med Hyg 2005;73(6):1059-62

12. **Phuong CX, Nhan NT, Kneen R, Thuy PT, van Thien C, Nga NT, et al.** Clinical diagnosis and assessment of severity of confirmed dengue infections in Vietnamese children: is the world health organization classification system helpful? Am J Trop Med Hyg 2004;70(2):172-9

13. **Bandyopadhyay S, Lum LC, Kroeger A.** Classifying dengue: a review of the difficulties in using the WHO case classification for dengue haemorrhagic fever. Trop Med Int Health 2006;11(8):1238-55

14. **Kittigul L, Pitakarnjanakul P, Sujirarat D, Siripanichgon K.** The differences of clinical manifestations and laboratory findings in children and adults with dengue virus infection. J Clin Virol 2007;39(2):76-81

15. **Chairulfatah A, Setiabudi D, Ridad A, Colebunders R.** Clinical manifestations of dengue haemorrhagic fever in children in Bandung, Indonesia. Ann Soc Belg Med Trop 1995;75(4):291-5

16. **Pham TB, Nguyen TH, Vu TQ, Nguyen TL, Malvy D.** Predictive factors of dengue shock syndrome at the children Hospital No. 1, Ho-chi-Minh City, Vietnam. Bull Soc Pathol Exot 2007;100(1):43-7

17. **Shah GS, Islam S, Das BK.** Clinical and laboratory profile of dengue infection in children. Kathmandu Univ Med J (KUMJ) 2006;4(1):40-3

18. **Rigau-Perez JG, Laufer MK.** Dengue-related deaths in Puerto Rico, 1992-1996: diagnosis and clinical alarm signals. Clin Infect Dis 2006;42(9):1241-6

19. **Guzman MG, Kouri G.** Dengue: an update. Lancet Infectious Diseases 2002;2(1):33-42

20. **Gubler DJ.** Epidemic dengue/dengue hemorrhagic fever as a public health, social and economic problem in the 21st century. Trends Microbiol 2002;10(2):100-3

21. **Guha-Sapir D, Schimmer B.** Dengue fever: new paradigms for a changing epidemiology. Emerg Themes Epidemiol 2005;2(1):1

22. **Kuno G.** Review of the factors modulating dengue transmission. Epidemiol Rev 1995;17(2):321-35

23. **Patz JA, Epstein PR, Burke TA, Balbus JM.** Global climate change and emerging infectious diseases. JAMA 1996;275(3):217-23

24. **Balmaseda A, Hammond SN, Perez L, Tellez Y, Saborio SI, Mercado JC, et al.** Serotype-specific differences in clinical manifestations of dengue. Am J Trop Med Hyg 2006;74(3):449-56

25. **Nisalak A, Endy TP, Nimmanitya S, Kalayanarooj S, Thisyakorn U, Scott RM, et al.** Serotype-specific dengue virus circulation and dengue disease in Bangkok, Thailand from 1973 to 1999. Am J Trop Med Hyg 2003;68(2):191-202

26. **Edelman R.** Dengue and dengue vaccines. J Infect Dis 2005;191(5):650-3

27. **Harris E, Videa E, Perez L, Sandoval E, Tellez Y, Perez ML, et al.** Clinical, epidemiologic, and virologic features of dengue in the 1998 epidemic in Nicaragua. Am J Trop Med Hyg 2000;63(1-2):5-11

28. **Nishiura H, Halstead SB.** Natural history of dengue virus (DENV)-1 and DENV-4 infections: reanalysis of classic studies. J Infect Dis 2007;195(7):1007-13

29. **Anantapreecha S, Chanama S, nuegoonpipat A, Naemkhunthot S, Sa-ngasang A, Sawanpanyalert P, et al.** Serological and virological features of dengue fever and dengue haemorrhagic fever in Thailand from 1999 to 2002. Epidemiol Infect 2005;133(3):503-7

30. **Porter KR, Beckett CG, Kosasih H, Tan RI, Alisjahbana B, Rudiman PI, et al.** Epidemiology of dengue and dengue hemorrhagic fever in a cohort of adults living in Bandung, West Java, Indonesia. Am J Trop Med Hyg 2005;72(1):60-6

31. **Vaughn DW, Green S, Kalayanarooj S, Innis BL, Nimmannitya S, Suntayakorn S, et al.** Dengue viremia titer, antibody response pattern, and virus serotype correlate with disease severity. J Infect Dis 2000;181(1):2-9

32. **Gibbons RV, Kalanarooj S, Jarman RG, Nisalak A, Vaughn DW, Endy TP, et al.** Analysis of Repeat Hospital Admissions for Dengue to Estimate the Frequency of Third or Fourth Dengue Infections Resulting in Admissions and Dengue Hemorrhagic Fever, and Serotype Sequences. Am J Trop Med Hyg 2007;77(5):910-3

33. **Ocazionez RE, Cortes FM, Villar LA, Gomez SY.** Temporal distribution of dengue virus serotypes in Colombian endemic area and dengue incidence. Re-introduction of dengue-3 associated to mild febrile illness and primary infection. Mem Inst Oswaldo Cruz 2006;101(7):725-31

34. **Guzman MG, Kouri G.** Dengue haemorrhagic fever integral hypothesis: confirming observations, 1987-2007. Trans R Soc Trop Med Hyg 2008;102(6):522-3

35. **Guzman MG, Kouri GP, Bravo J, Soler M, Vazquez S, Morier L.** Dengue hemorrhagic fever in Cuba, 1981: a retrospective seroepidemiologic study. Am J Trop Med Hyg 1990;42(2):179-84

36. **Guzman MG, Alvarez M, Rodriguez R, Rosario D, Vazquez S, Vald, et al.** Fatal dengue hemorrhagic fever in Cuba, 1997. Int J Infect Dis 1999;3(3):130-5

37. **Corwin AL, Larasati RP, Bangs MJ, Wuryadi S, Arjoso S, Sukri N, et al.** Epidemic dengue transmission in southern Sumatra, Indonesia. Trans R Soc Trop Med Hyg 2001;95(3):257-65

38. **Watts DM, Porter KR, Putvatana P, Vasquez B, Calampa C, Hayes CG, et al.** Failure of secondary infection with American genotype dengue 2 to cause dengue haemorrhagic fever. Lancet 1999;354(9188):1431-4

39. **Thomas L, Verlaeten O, Cabie A, Kaidomar S, Moravie V, Martial J, et al.** Influence of the dengue serotype, previous dengue infection, and plasma viral load on clinical presentation and outcome during a dengue-2 and dengue-4 co-epidemic. Am J Trop Med Hyg 2008;78(6):990-8

40. **Guilarde AO, Turchi MD, Jr JB, Feres VC, Rocha B, Levi JE, et al.** Dengue and Dengue Hemorrhagic Fever among Adults: Clinical Outcomes Related to Viremia, Serotypes, and Antibody Response. J Infect Dis 2008;197:817-24

41. **Feres VC, Martelli CM, Turchi MD, Junior JB, Nogueira RM, Rocha BA, et al.** Laboratory surveillance of dengue virus in Central Brazil, 1994-2003. J Clin Virol 2006;37(3):179-83

42. **Sumarmo, Wulur H, Jahja E, Gubler DJ, Suharyono W, Sorensen K.** Clinical observations on virologically confirmed fatal dengue infections in Jakarta, Indonesia. Bull World Health Organ 1983;61(4):693-701

43. **Thu HM, Lowry K, Myint TT, Shwe TN, Han AM, Khin KK, et al.** Myanmar dengue outbreak associated with displacement of serotypes 2, 3, and 4 by dengue 1. Emerg Infect Dis 2004;10(4):593-7

44. **Simmons CP, Chau TN, Thuy TT, Tuan NM, Hoang DM, Thien NT, et al.** Maternal antibody and viral factors in the pathogenesis of dengue virus in infants. J Infect Dis 2007;196(3):416-24

45. **Kalayanarooj S, Gibbons RV, Vaughn D, Green S, Nisalak A, Jarman RG, et al.** Blood group AB is associated with increased risk for severe dengue disease in secondary infections. J Infect Dis 2007;195(7):1014-7

46. **Fernández-Mestre MT, Gendzekhadze K, Rivas-Ventecourt P, et al.** TNF-alpha-308A allele, a possible severity risk factor of hemorrhagic manifestation in dengue fever patients. Tissue Antigens 2004;64:469-7

47. **Tanphaichitr VS, Chonlasin R, Suwantol L, P et al.** Effect of red blood cell glucose-6-phosphate deshydrogenase deficiency on patients with dengue hemorrhagic fever. J Med Assoc Thai 2002;85:522-920

48. **Nguyen TH, Nguyen TL, Lei HY, Lin YS, Le BL, Huang KJ, et al.** Association between sex, nutritional status, severity of dengue hemorrhagic fever, and immune status in infants with dengue hemorrhagic fever. Am J Trop Med Hyg 2005;72(4):370-4

49. **De Paula SO, Lopes da Fonseca BA.** Dengue: A Review of the Laboratory Tests a Clinician

Must Know to Achieve a Correct Diagnosis. The Brazilian Journal of Infectious Diseases.

2004;8(6):390-398

50. **Guzman MG, Kouri G.** Dengue diagnosis, advances and challenges. Int J Infect Dis 2004;8(2):69-80

51. **Kao CL, King CC, Chao DY, Wu HL, Chang GJ.** Laboratory diagnosis of dengue virus infection: current and future perspectives in clinical diagnosis and public health. J Microbiol Immunol Infect 2005;38(1):5-16

52. **Kumarasamy V, Wahab AH, Chua SK, Hassan Z, Chem YK, Mohamad M, et al.** Evaluation of a commercial dengue NS1 antigen-capture ELISA for laboratory diagnosis of acute dengue virus infection. J Virol Methods 2007;140(1-2):75-9

53. **Halstead SB.** Dengue. Lancet 2007;370(9599):1644-52

54. **Moxon C, Wills B.** Management of severe dengue in children. Adv Exp Med Biol 2008;609:131-44

55. **Ligon BL.** Dengue Fever and Dengue Hemorrhagic Fever: a review of the History, Transmission, Treatment and Prevention. Semin Pediatr Infect Dis 2005;16:60-5

56. **Renganathan E, Parks W, Lloyd L, Nathan MB, Hosein E, Odugleh A, et al.** Towards
Sustaining Behavioural Impact in Dengue Prevention and Control Dengue Bulletin – Vol 27,
2003; 6-12

57. **Kay BH, Nam VS, Tien TV, Yen NT, Phong TV, Diep VT, et al.** Control of aedes vectors of dengue in three provinces of Vietnam by use of Mesocyclops (Copepoda) and community-based methods validated by entomologic, clinical, and serological surveillance. Am J Trop Med Hyg 2002;66(1):40-8

58. **Rosen L.** Comments on the epidemiology, pathogenesis and control of dengue. Med Trop 1999;59(4bis):495-8

59. www.pdvi.org/ (site consulté le 16/12/08)

60. **WHO.** Meeting of the WHO Task Force on Clinical Trials of Dengue Vaccines. Minutes of the meeting 2004.

61. **Ha DQ, Tien NT, Huong VT, Loan HT, Thang CM.** Dengue Epidemic in Southern Vietnam, 1998. Emerg Infect Dis 2000;6(4):422-5

62. **Sinh Nam V, Kay B, Thi Yen N, et al.** Community mobilization, Behavior Change and Biological Control of Dengue Fever in Viet Nam. Dengue Bulletin 2004;28:57-61

63. **Sanchez V, Gimenez S, Tomlinson B, Chan PK, Thomas GN, Forrat R, et al.** Innate and adaptive cellular immunity in flavivirus-naive human recipients of a live-attenuated dengue serotype 3 vaccine produced in Vero cells (VDV3). Vaccine 2006;24(23):4914-26

64. **Edelman R, Wasserman SS, Bodison SA, Putnak RJ, Eckels KH, Tang D, et al.** Phase I trial of 16 formulations of a tetravalent live-attenuated dengue vaccine. Am J Trop Med Hyg 2003;69(6 Suppl):48-60

65. **Blaney JE, Jr., Durbin AP, Murphy BR, Whitehead SS.** Development of a live attenuated dengue virus vaccine using reverse genetics. Viral Immunol 2006;19(1):10-32

66. **Durbin AP, Whitehead SS, McArthur J, Perreault JR, Blaney JE, Jr., Thumar B, et al.** rDEN4delta30, a live attenuated dengue virus type 4 vaccine candidate, is safe, immunogenic, and highly infectious in healthy adult volunteers. J Infect Dis 2005;191(5):710-8

67. **Markoff L, Pang X, Houng Hs HS, Falgout B, Olsen R, Jones E, et al.** Derivation and characterization of a dengue type 1 host range-restricted mutant virus that is attenuated and highly immunogenic in monkeys. J Virol 2002;76(7):3318-28

68. **Guirakhoo F, Kitchener S, Morrison D, Forrat R, McCarthy K, Nichols R, et al.** Live attenuated chimeric yellow fever dengue type 2 (ChimeriVax-DEN2) vaccine: Phase I clinical trial for safety and immunogenicity: effect of yellow fever pre-immunity in induction of cross neutralizing antibody responses to all 4 dengue serotypes. Hum Vaccin 2006;2(2):60-7

69. **Setiati TE, Mairuhu AT, Koraka P, Supriatna M, Mac Gillavry MR, Brandjes DP, et al.** Dengue disease severity in Indonesian children: an evaluation of the World Health Organization classification system. BMC Infect Dis 2007;7:22

70. **Harell FE.** Regression Modeling Strategies With Applications to Linear Models, Logistic Regression, and Survival Analysis. 2nd edition. Springer. New York. 2001;24:53-8354

71. **Cox DR, Shell EJ.** Analysis of Binary Data. 2nd edition. Chapman and Hall. London. 1970;32:193-4

72. **Endy TP, Nisalak A, Chunsuttiwat S, Libraty DH, Green S, Rothman AL, et al.** Spatial and temporal circulation of dengue virus serotypes: a prospective study of primary school children in kamphaeng phet, Thailand. Am J Epidemiol 2002;156(1):52-9

73. **Messer WB, Vitarana UT, Sivananthan K, Elvtigala J, Preethimala LD, Ramesh R, et al.** Epidemiology of dengue in Sri Lanka before and after the emergence of epidemic dengue hemorrhagic fever. Am J Trop Med Hyg 2002;66(6):765-73

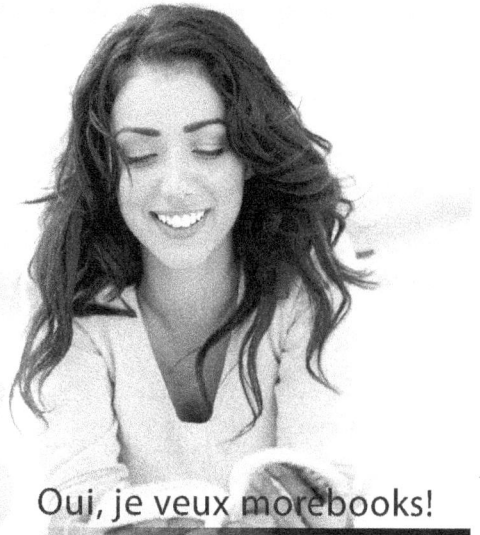

www.ingramcontent.com/pod-product-compliance
Lightning Source LLC
Chambersburg PA
CBHW021105210326
41598CB00016B/1337